公共卫生、
个人卫生
居家卫生

Public Sanitation, Personal Hygiene,
and Household Hygiene

王 萍 ⊙ 著

中国科学技术大学出版社

内 容 简 介

我们都知道小时候接种疫苗的好处，因为疫苗的普及，人类已经不再承受包括小儿麻痹症在内的一些恶性疾病的折磨；我们还知道抗生素的重要性，因为当有人罹患肺炎或其他一些恶性疾病时，抗生素有起死回生的疗效。然而，在当今世界上被公认为最重要的医疗成就既不是疫苗，也不是抗生素，而是公共卫生的普及和环境卫生的改善。众所周知，卫生的主要目的是预防疾病和维护健康。公共卫生和环境卫生又依赖于我们社会上每个个人积极的遵循和维护。公共卫生和个人卫生息息相关，密不可分。

在许多国家的幼托机构里，老师就开始向小朋友讲授致病微生物的相关知识和卫生的原则与方法。而本书是为各位家长提供关于卫生基本知识的读本，主要讨论了我们在日常生活和居家环境中需要贯彻的卫生原则以及如何贯彻这些卫生原则，希望广大读者可以从本书中得到启示，在未来的生活中以卫生原则作为守卫家人健康的首要考虑。本书是面对社会大众的科普读物。

图书在版编目（CIP）数据

公共卫生、个人卫生及居家卫生/王萍著．—合肥：中国科学技术大学出版社，2014.6(2016.12 重印)
ISBN 978-7-312-03415-2

Ⅰ．公… Ⅱ．王… Ⅲ．①公共卫生 ②个人卫生 ③家庭—清洁卫生 Ⅳ．①R126.4 ②R16 ③TS976.14

中国版本图书馆 CIP 数据核字（2014）第 082138 号

出版	中国科学技术大学出版社 安徽省合肥市金寨路 96 号，230026 http://press.ustc.edu.cn
印刷	安徽省瑞隆印务有限公司
发行	中国科学技术大学出版社
经销	全国新华书店
开本	880 mm×1230 mm　1/32
印张	6.375
字数	190 千
版次	2014 年 6 月第 1 版
印次	2016 年 12 月第 4 次印刷
定价	19.80 元

前　　言

　　我们人类所赖以生存的地球，从最初形成到现在，已经有 45 亿多年的光景，而具有文字记载的人类历史也就几千年。细菌具有古老的历史，细菌大约出现于 37 亿年前，那时还不存在人类。细菌是极微小的生物，我们单凭肉眼根本就无法识别出它们，我们必须借助于高科技显微镜才能真正看到它们。

　　世界上最早的显微镜是由名为 Zacharias Janssen 的荷兰眼镜制造商在公元 1590 年左右制造出来的。另一位名为 Anton Van Leeuwenhoek 的荷兰科学家对此显微镜进行了改良，改良后的显微镜可以将样品放大 270 倍。但直到 18 世纪，随着光学显微镜的出现，在可以将样品放大到一千倍以上后，医学微生物学才真正开始发展起来。因为只有通过光学显微镜，人们才有机会真正观测到微生物的存在。由此，人们才开始逐渐认识到致病微生物才是造成人类历史上大流行传染病的罪魁祸首。鼠疫、霍乱、结核病、大流行流感都是由致病微生物所引发的恶性传染病。

　　现代科学让我们对于许多传染病都有了充分的了解。过去的成功经验告诉我们，如果我们遵循卫生的原则，就可以避免提供给致病微生物大举侵犯我们的机会，就可以减低罹患传染病的可能。卫生的原则是预防和控制传染病的原则。当有人形容我们卫生不好的时候，言下之意不仅仅是在抱怨我们不爱干净，更多的是担心传染病会在我们当中因此而被广泛地传播开去。因此，卫生不单单是个人的事情。从公共的角度来看，公共卫生意味着公共责任。政府有责任集中社会的力量来建设公共基础卫生设施和公共卫生管理系统。从个人的角度来看，每个个人都有义不容辞的公共责任去维护公共健康。在缺乏公共基础卫生设施的地区，个人卫生和居家卫生就难以得到保障；而个人卫生和居家卫生又是确保公共基础设施和公共卫生管理系统得到有效运行的基础和保证。

　　本书旨在探讨相关卫生原则的来龙去脉、公共卫生与个人和居家卫生之间密不可分的相互关系、在个人和居家生活中如何贯彻卫生原则的具体方法和步骤。

关于致病微生物和传染病的知识是非常有用的知识，应该传播到社会上的每一个人，因为只有当人们充分认识到传染病的巨大危害，了解到传染病的传播途径及其相应的预防对策后，才会以积极的态度来贯彻良好的卫生规范。

由于篇幅的限制，相关图表和详细的背景资料无法在书中一一表述，但读者可以在 http://cn.nova77.org 网站上查阅与本书相关的更为具体和随时更新的内容。

王 萍

2014 年 1 月

目　录

前言 ··· (i)

第1章　致病微生物与传染病 ····························· (1)
1.1　致病微生物 ··· (1)
1.1.1　细菌 ··· (1)
1.1.2　病毒 ··· (3)
1.1.3　真菌 ··· (4)
1.1.4　寄生虫 ··· (5)
1.2　传染病 ··· (6)
1.2.1　传染源 ··· (6)
1.2.2　易感者和高危险易感人群 ··················· (7)
1.2.3　潜伏期和传染期 ································ (10)
1.2.4　感染出口和感染入口 ·························· (10)
1.3　致病微生物的传播途径 ······························· (11)
1.3.1　直接接触传播 ···································· (12)
1.3.2　间接传播 ·· (13)
1.4　预防和控制传染病 ····································· (23)
1.4.1　防范对策和举措 ································ (23)
1.4.2　具体卫生举措和良好的卫生习惯 ·········· (28)

第2章　如厕卫生 ··· (31)
2.1　人体的消化道 ·· (31)
2.2　人体排泄物与传染病 ··································· (31)
2.3　密闭式冲水马桶和污水下水道 ······················· (32)
2.3.1　密闭式冲水马桶 ································ (33)
2.3.2　室内管道系统 ···································· (36)
2.3.3　充足的水供应 ···································· (37)
2.3.4　公共污水下水道系统 ·························· (38)
2.3.5　污水处理厂 ······································· (39)

2.4 在缺乏卫生设施时的如厕卫生 …………………………（40）

第3章 饮用水卫生和休闲用水卫生 ………………………（42）
3.1 水文循环 ………………………………………………（42）
3.2 与水污染相关的疾病 …………………………………（43）
3.3 公共供水系统 …………………………………………（45）
  3.3.1 饮用水水质安全标准 ………………………（46）
  3.3.2 公共供水的管理系统 ………………………（48）
3.4 居家用水卫生 …………………………………………（51）
  3.4.1 家庭净水设备 ………………………………（51）
  3.4.2 减低三卤甲烷 ………………………………（53）
  3.4.3 防范军团病 …………………………………（53）
3.5 休闲用水卫生 …………………………………………（54）
  3.5.1 休闲用水水质检测 …………………………（54）
  3.5.2 游泳卫生 ……………………………………（55）
3.6 在缺乏安全供水时的饮用水卫生 ……………………（56）

第4章 饮食卫生 ……………………………………………（58）
4.1 常见的可引发食源性疾病的原因 ……………………（58）
  4.1.1 常见的可引发食源性疾病的致病原 ………（59）
  4.1.2 常见的可引发食源性疾病的高危险食物 …（70）
  4.1.3 常见的可引发食源性疾病的高危险行为 …（72）
4.2 居家饮食卫生 …………………………………………（73）
  4.2.1 存放食物的卫生原则 ………………………（73）
  4.2.2 准备食物的卫生原则 ………………………（74）
  4.2.3 用餐卫生的原则 ……………………………（79）

第5章 病媒控制和动物管制 ………………………………（81）
5.1 蝇虫控制 ………………………………………………（82）
  5.1.1 蝇虫的危害 …………………………………（82）
  5.1.2 蝇虫的生态习性 ……………………………（82）
  5.1.3 蝇虫控制的策略和方法 ……………………（83）

目 录

- 5.2 蚊虫控制 …………………………………………… (85)
  - 5.2.1 蚊虫的危害 ……………………………………… (85)
  - 5.2.2 蚊虫的生态习性 ………………………………… (85)
  - 5.2.3 蚊虫控制的策略和方法 ………………………… (85)
- 5.3 鼠类控制 …………………………………………… (87)
  - 5.3.1 鼠类的危害 ……………………………………… (87)
  - 5.3.2 鼠类的生态习性 ………………………………… (87)
  - 5.3.3 鼠类控制的策略和方法 ………………………… (88)
  - 5.3.4 清理鼠类藏匿处所的要领 ……………………… (89)
- 5.4 跳蚤控制 …………………………………………… (91)
  - 5.4.1 跳蚤的危害 ……………………………………… (91)
  - 5.4.2 跳蚤的生态习性 ………………………………… (91)
  - 5.4.3 跳蚤控制的策略和方法 ………………………… (91)
- 5.5 蜱虫控制 …………………………………………… (92)
  - 5.5.1 蜱虫的危害 ……………………………………… (92)
  - 5.5.2 蜱虫的生态习性 ………………………………… (92)
  - 5.5.3 蜱虫控制的策略和方法 ………………………… (93)
- 5.6 恙螨控制 …………………………………………… (94)
  - 5.6.1 恙螨的危害 ……………………………………… (94)
  - 5.6.2 恙螨的生态习性 ………………………………… (94)
  - 5.6.3 恙螨控制的策略和方法 ………………………… (94)
- 5.7 疥螨控制 …………………………………………… (95)
  - 5.7.1 疥螨的危害 ……………………………………… (95)
  - 5.7.2 疥螨的生态习性 ………………………………… (95)
  - 5.7.3 疥螨控制的策略和方法 ………………………… (96)
- 5.8 虱子控制 …………………………………………… (96)
  - 5.8.1 虱子的危害 ……………………………………… (96)
  - 5.8.2 虱子的生态习性 ………………………………… (96)
  - 5.8.3 虱子控制的策略和方法 ………………………… (97)

5.9　沙蝇控制 …………………………………………（98）
　　　　5.9.1　沙蝇的危害 ……………………………（98）
　　　　5.9.2　沙蝇的生态习性 ………………………（98）
　　　　5.9.3　沙蝇控制的策略和方法 ………………（98）
　　5.10　蟑螂控制……………………………………（98）
　　　　5.10.1　蟑螂的危害……………………………（98）
　　　　5.10.2　蟑螂的生态习性 ………………………（99）
　　　　5.10.3　蟑螂控制的策略和方法 ………………（100）
　　5.11　狂犬病预防……………………………………（101）

第6章　垃圾处理………………………………………（103）
　　6.1　生活垃圾和专业垃圾 ………………………（103）
　　6.2　垃圾的收集方式 ……………………………（104）
　　6.3　垃圾的集中处理 ……………………………（105）
　　　　6.3.1　回收再利用 ……………………………（105）
　　　　6.3.2　堆肥法 …………………………………（106）
　　　　6.3.3　掩埋法 …………………………………（106）
　　　　6.3.4　焚化法 …………………………………（107）
　　　　6.3.5　沼气法 …………………………………（107）
　　6.4　居家垃圾处理 ………………………………（108）
　　　　6.4.1　居家垃圾与健康 ………………………（108）
　　　　6.4.2　垃圾桶的选用、摆放、使用 ……………（108）
　　　　6.4.3　垃圾桶的清洁和除臭 …………………（109）
　　　　6.4.4　油脂性厨余的妥当处理 ………………（110）
　　　　6.4.5　在缺乏垃圾集中管理时的垃圾处理 …（111）

第7章　个人卫生………………………………………（112）
　　7.1　手部卫生 ……………………………………（112）
　　　　7.1.1　手部卫生至关重要 ……………………（113）
　　　　7.1.2　有效洗手 ………………………………（113）
　　　　7.1.3　指甲卫生 ………………………………（118）

目 录

7.1.4 手部护理 …………………………………… (119)
7.1.5 纠正常见的不良习惯 …………………………… (120)
7.2 呼吸道卫生 ……………………………………… (121)
  7.2.1 人体的呼吸道 …………………………………… (121)
  7.2.2 呼吸道礼节 ……………………………………… (123)
  7.2.3 防范长滩军团菌 ………………………………… (123)
  7.2.4 控制室内空气品质 ……………………………… (123)
  7.2.5 自我隔离 ………………………………………… (124)
7.3 牙齿保健 ………………………………………… (126)
  7.3.1 牙齿的结构 ……………………………………… (126)
  7.3.2 常见牙病 ………………………………………… (128)
  7.3.3 牙齿保健的具体方法 …………………………… (129)
7.4 身体卫生 ………………………………………… (137)
  7.4.1 头发卫生 ………………………………………… (139)
  7.4.2 脸部卫生 ………………………………………… (141)
  7.4.3 眼睛卫生 ………………………………………… (142)
  7.4.4 耳朵卫生 ………………………………………… (143)
  7.4.5 鼻子卫生 ………………………………………… (143)
  7.4.6 勤洗澡和勤换衣物 ……………………………… (144)
7.5 个人用品卫生 …………………………………… (145)
  7.5.1 个人洗护用品卫生 ……………………………… (145)
  7.5.2 个人寝具用品卫生 ……………………………… (146)
  7.5.3 个人衣物卫生 …………………………………… (146)
  7.5.4 个人防护用品 …………………………………… (147)
  7.5.5 切勿与他人共用个人用品 ……………………… (148)
7.6 一般伤口的处理 ………………………………… (148)
  7.6.1 避免受伤 ………………………………………… (148)
  7.6.2 一般伤口的止血和包扎 ………………………… (149)
  7.6.3 一般烫伤的处理 ………………………………… (150)
  7.6.4 一般伤口的护理 ………………………………… (150)

7.7　痰液、唾液、血液及其他体液的妥当处理 …………… (151)

第8章　居家卫生………………………………………… (153)
8.1　通风换气 ……………………………………………… (153)
8.1.1　室内空气中的常见污染物 ……………………… (154)
8.1.2　室内适宜的温度和湿度 ………………………… (156)
8.1.3　通风设施和通风系统 …………………………… (157)
8.2　自然采光 ……………………………………………… (158)
8.3　室内防霉 ……………………………………………… (158)
8.4　居家清洁 ……………………………………………… (160)
8.4.1　清洁的一般步骤 ………………………………… (160)
8.4.2　肥皂和合成清洗剂 ……………………………… (160)
8.4.3　小苏打粉和白醋 ………………………………… (163)
8.4.4　抹布的选用和使用 ……………………………… (166)
8.4.5　洗衣机的清洁和维护 …………………………… (167)
8.5　居家消毒 ……………………………………………… (169)
8.5.1　消毒的定义 ……………………………………… (169)
8.5.2　居家消毒的时机和场合 ………………………… (169)
8.5.3　居家消毒的一般方法 …………………………… (170)
8.5.4　洪水之后的居家清洁和消毒 …………………… (172)
8.5.5　对呕吐物等碰触之处的清洁和消毒 …………… (173)
8.5.6　对排泄物、血液和其他体液碰触之处的清洁和消毒 … (174)
8.6　卧室卫生 ……………………………………………… (174)
8.6.1　卧室卫生设计 …………………………………… (174)
8.6.2　卧室除尘 ………………………………………… (175)
8.7　厨房卫生 ……………………………………………… (175)
8.7.1　厨房卫生设计 …………………………………… (175)
8.7.2　厨房清洁目标、清洁计划和清洁用品 ………… (177)
8.7.3　厨房的井然有序 ………………………………… (179)
8.7.4　冰箱的使用、除味、清洁 ……………………… (179)
8.7.5　与食物接触的设备用品的清洁 ………………… (180)

8.7.6　洗碗池的清洁和维护 …………………………(182)
　　8.7.7　炉台炉具的清洁 ………………………………(183)
　　8.7.8　墙壁、天花板、地面、窗户、门的清洁 …………(184)
8.8　卫浴室卫生 ……………………………………………(185)
　　8.8.1　卫浴室的卫生设计 ……………………………(185)
　　8.8.2　卫浴室的清洁目标、清洁计划和清洁用品……(186)
　　8.8.3　卫浴室的清洁和消毒的一般步骤 ……………(186)
　　8.8.4　盥洗台的清洁、维护和消毒……………………(187)
　　8.8.5　冲水马桶的清洁、维护和消毒…………………(187)
　　8.8.6　浴缸和沐浴隔间的清洁、维护和消毒…………(189)
　　8.8.7　卫浴镜的清洁、维护和消毒……………………(191)
　　8.8.8　卫浴室地面的清洁和维护 ……………………(191)

第1章 致病微生物与传染病

1.1 致病微生物

随着自19世纪下半叶开始的医学微生物学的发展，人们逐渐认识到许多疾病是传染病，如流感、结核病等是因为有致病微生物从人体外部环境里侵入到人体所造成的。会造成疾病的微生物是致病微生物，又被称为致病原，有时我们又用"病菌病毒"作为致病微生物的总称。并不是所有的微生物都会造成疾病，有些微生物不但不会导致疾病，而且还会有利于我们的健康。比如我们肠道内的某些微生物可以帮助我们吸收和利用食物的养分。致病微生物是极其微小的生物，单凭我们的肉眼根本就无法识别出它们；我们要借助于专门的显微镜，将它们放大数百倍、数千倍，甚至数万倍之后，才能观测到它们。致病微生物及其传播途径非常不易被我们察觉，这也就是为什么我们经常是在不经意的时候就感染上某些疾病。一般来说，致病微生物包括细菌、病毒、真菌、寄生虫等。

1.1.1 细菌

细菌非常微小，一百万个细菌集合在一起也就只有针头那么大。细菌无处不在，土壤中、江河湖海中、空气中都有细菌存在。科学家们在久远的化石当中发现了在35亿年前曾经存活的细菌的遗迹，这些细菌很可能是地球上最早的生物之一。有些细菌喜欢严寒，它们通常生活在地球的南极和北极；有些细菌喜欢酷热，它们通常生活在火山口处。有些细菌跟我们人类一样，需要氧气而生存；有些细菌则是厌氧菌：它们只能存活在无氧或缺氧的状态里。像所有其他生物一样，细菌也需要适宜的环境（营养、水分、适宜的温度等）才能存活和繁殖。

细菌基本上可以分为三类：球菌、杆菌和螺旋菌。有些杆菌发育到一定阶段时，会在菌体细胞内部形成一种圆形或卵圆形的特殊结构，即芽孢（又叫孢子）。芽孢对高温、干燥、化学品等具有高度抵抗力，这种抵抗力可以帮助细菌度过非常不利的环境。在芽孢阶段，细菌处于休眠状态，不会大量繁殖。但是，只要当温度、湿度等条件适合时，它们就会重新恢复到正常生长的阶段，并开始大量繁殖。幸运的是，只有少数病菌如破伤风、炭疽、仙人掌菌、肉毒杆菌等可以形成芽孢。

一般来讲，细菌需要潮湿的环境才能生存。如果湿度不够，细菌最终就会死亡。这就是为什么我们在保存食物时，采用脱水法（如用盐或糖腌渍的方法）除去食物中的水分。这样的做法就是为了控制细菌在食物中的生长。导致结核病的结核杆菌在阳光充足的通风环境里，因为缺乏水分和受到阳光紫外线的照射而很快死亡。我们要经常保持居室各处的清洁和干燥，目的就是为了减少和杀死环境里面的可能包括结核杆菌在内的致病微生物。

健康人体的内部组织，如血液、大脑、肌肉等，通常应当处于无菌状态；经常与外界相接触的表面组织（如皮肤、口腔、鼻腔等）则往往充满了大量包括细菌在内的微生物。健康人的肠道中也经常有大量的微生物存在。这些微生物大多为细菌，还有少量的真菌，并且通常以群落存在。这些群落被称作人体的正常菌落。人体的正常菌落非常复杂。不同菌落所需要的存活条件不同，所以就寄居在人体的不同部位。正常菌落可以帮助人体吸收和利用营养物质，帮助完善人体的免疫系统，还可以帮助人体来抵御外来致病微生物的侵袭。

人体的正常菌落一般不会导致疾病，比如人体的呼吸道里经常会含有一些葡萄球菌、链球菌等。当人体处于健康状态时，这些正常菌落就被控制在一定的数量之内；但人体的正常菌落会因环境因素的变化而变化，比如当面临巨大压力时，人体免疫力常常就减弱，这时有些正常菌落中的细菌就会乘机大量繁殖，继而造成疾病。有些细菌还会进入到本来不应存在的部位，继而造成自源性感染。比如肠道中的大肠杆菌若进入尿道，则引起尿路感染。

在人类和动物的大肠中普遍存在着的大肠杆菌，是人体和动物体内最常见和数量最多的细菌。人体中的大肠杆菌是人体的正常菌落，在通常情况下对人体并无害处，不仅不会致病，还有益于健康。能引发疾病的大肠杆菌是致病性大肠杆菌。致病性大肠杆菌与人体内普遍存在的大肠杆菌不同。致病性大肠杆菌一旦被人吃入，就在人体体内释放毒素，继而导致肠道黏膜细胞排出水分，因此而造成水样腹泻。若肠道黏膜遭到破坏，就会引起血样腹泻。毒素一旦进入到血液里，就会干扰体内蛋白质合成，就可能会造成溶血性贫血、急性肾衰竭，甚至死亡。我们将导致疾病的细菌称为病菌或致病菌。

致病菌的致病力各有不同，同一种致病菌的不同菌株之间的致病力也会有所不同。有些致病菌还会在人体内部分泌毒素，如金黄色葡萄球菌。一般来讲，我们可以通过加热的方式杀死致病菌。比如将食物加热到适当的温度并在该温度下持续足够长时间，一般就可以杀死食物中的病菌。加热时温度越低，杀死致病菌所需要的时间就越长；反之，温度越高，杀死致病菌所需要的时间就越短。

冷冻食物并不能杀死食物中的致病菌，但在4摄氏度以下的低温能遏止或减缓致病菌的滋生和繁殖。并且，我们也不能以普通的加热方式杀死某些病菌的孢子和毒素。比如导致食物中毒的仙人掌杆菌的孢子在煮沸的食物中依然可以存活数分钟至数小时。因此，仙人掌杆菌在蒸煮过的食物中仍可能继续存活和繁殖。已经加热过的含有仙人掌杆菌的食品如肉汤、炒饭等，若是含有较多的水分，在常温下数小时内就能大量繁殖，若被人吃入，就可能会导致食物中毒。

致病菌在人体内还能分泌毒素，继而直接导致疾病。比如肉毒杆菌毒素可以导致残疾，甚至死亡。有些致病菌还能诱发慢性疾病如关节炎，比如某些导致传染性胃肠炎的致病菌（包括沙门氏菌、志贺氏杆菌、曲状杆菌等）可以诱发反应性关节炎，并可能因此而转变为慢性关节炎。幽门杆菌是造成慢性胃炎和胃溃疡的罪魁祸首，甚至可以引发胃癌。

1.1.2 病毒

病毒是比细菌更小的微生物。病毒与细菌不同。病毒不能在无生命物体表面繁殖。有些病毒可以在无生命物体表面存活很久。比如病毒不会在食物和水中繁殖，但可以在食物和水中存活一段时间，所以食物和水也可以是病毒传播的媒介物。

病毒必须要寄生在人体细胞内才能开始繁殖。病毒的繁殖叫做复制。病毒一旦进入人体，就会入侵人体细胞，并开始大量繁殖，继而造成人体细胞破裂。当病毒侵犯到人体内脏时，就可能会导致非常严重的疾病。

在人类传染病中，由病毒所引起的疾病不仅传染性强，还流行广泛。有些疾病的死亡率非常高，如大流行性流感、脊髓灰质炎、麻疹、狂犬病等。有些病毒在一定条件下可以引起持续的慢性感染，如乙肝。有些病毒还可能是诱发人类某些肿瘤和癌症的原因，如乙肝病毒可能引发肝癌，EB病毒可能引发鼻咽癌等。孕妇若在妊娠早期感染上某些病毒（如巨细胞病毒），可能经过胎盘而感染胎儿，也可能在分娩时经过产道而感染婴儿。这种经母亲感染胎儿和婴儿的感染方式被称为垂直感染。这些病毒甚至会引起胎儿或婴儿的死亡或者先天性畸形。

直到今天，面对大部分的病毒性疾病，科学家们还没有找到有效的疫苗来加以控制，也没有有效的药物来加以治疗。被感染的人若是能从疾病中痊愈，主要是依靠自身抵抗力来战胜病毒。所以预防重于治疗。

1.1.3 真菌

真菌不同于细菌和病毒，真菌更为复杂。真菌在自然界中极为普遍，在空气里、在土壤里、在植物上、在河川中，不仅到处都有，而且种类繁多。地球上的真菌可能多达数百万种。大多数真菌都独立生存，但有些真菌会寄生在植物、动物或人体上。真菌喜欢微酸和湿热的环境；但真菌不耐热。真菌包括酵母菌和霉菌。一般来讲，酵母菌不会导致疾病。盘尼西林和其他的一些抗生素，其实就是由真菌合成的。

霉菌生长到足够数量时形成霉菌菌落，我们用肉眼就可以看见这些霉菌菌落。霉菌菌落有白色、黑色、绿色等。有些霉菌会引起疾病，还能在人与人之间传播，如脚癣、头癣等皮肤癣等。人体在免疫力较差时就容易感染霉菌。妇女的阴道里常有的细菌是乳酸菌,能让阴道保持一个酸性环境,以抵御和减少真菌感染。但妇女在怀孕期间因为荷尔蒙的变化,乳酸菌变少,于是就增加了被真菌感染的机会。有些霉菌(如黄曲霉菌)会分泌毒素,会引发过敏、呼吸道疾病和食物中毒等。

真菌疾病不能用抗生素治疗,抗生素可以杀死细菌,但对于真菌不仅不起作用,反而会因为抑制细菌的生长而令真菌大量繁殖,继而引发更为严重的真菌感染。

1.1.4 寄生虫

寄生虫是一种小型生物。寄生虫分为原虫和蠕虫。寄生虫生长、发育和繁殖的整个过程,就是寄生虫的生活史。被寄生虫所寄生并受其伤害的人或动物,就是宿主。寄生虫通过一定的途径侵入宿主体内寄生,叫做感染。

寄生虫一旦侵入人体后,就在人体的组织和器官中寄生,对人体组织和器官造成各种不同的损害。有些寄生虫寄生在人体内,摄取人体所提供的养分,继而阻碍人体本身养分的吸收,从而导致营养不良。有些寄生虫本身就有毒素作用,它们的代谢物、分泌物、排泄物都有毒素作用,侵入人体后,继而引起人体局部或全身反应,严重时会危及生命,甚至造成死亡。

宿主对于寄生虫则会产生不同程度的免疫力。有些寄生虫在宿主体内寄生,但宿主却不会出现明显的疾病症状。这样的宿主被称为寄生虫携带者。寄居在人体内的寄生虫种类繁多,引发疾病的严重程度取决于侵入人体内的寄生虫的数量,以及寄生虫滞留在人体内的时间长短。常见的寄生虫病有阿米巴痢疾、疟疾、绦虫病、血吸虫病、蛲虫病等。

寄生虫的流行与其周围的生态环境和环境卫生密切相关。在气候炎热和潮湿多雨的地方就容易造成寄生虫的流行。肠道寄生虫病多经粪口传播。肠道寄生虫的虫卵随着人或动物的粪便排出,若是污染了水或食物,再被他人直接或间接地吃入,就可能会引起寄生虫病。所以生活在环境卫生较差的地区，尤其是在缺乏安全饮用水和卫生下水道等公共基础卫生设施的地区，就更容易受到寄生虫病的威胁。

1.2 传染病

随着现代科学的发展，人们对于某些疾病的病因已经具有了充分的了解，如结核病、甲肝、许多寄生虫病；但对于有些疾病的病因，至今尚未完全了解清楚。传染病是因为环境当中的致病原侵入人体所造成的。致病原在侵入人体后，就与人体相互作用。人体是否会发病取决于许多方面的因素。致病原的致病力、致病原的数量、人体的营养状况、遗传因素、生活环境、免疫状态、易感性等对是否发病都会起到影响。

1.2.1 传染源

传染源是指体内受到致病微生物感染的人、动物或无生命物体。致病微生物在被感染的人或动物的体内存活、繁殖、并伺机再从人体或动物体内排出。传染源在流行病学上，又被称为宿主。具体来讲，传染源可以是传染病患者、携带者、受到感染的动物，也可以是无生命物体。

患者 有些人感染上致病微生物后就会出现明显的临床症状，有些人则只表现为轻微的症状或者完全没有症状。有明显症状的这些人被称为患者；没有症状的这些人被称为携带者。感染上传染病的患者，是重要的传染源。患者体内藏匿着大量致病原，某些症状还有利于致病原从体内排出。如结核病患者在咳嗽、吐痰时，导致结核病的结核杆菌就随着患者的痰液和口鼻分泌物而排出。许多肠道传染病患者会将体内的致病原从粪便中排出。

携带者 携带者受到致病原的感染却不会表现出任何症状，或者症状不显著，但其体内所携带的致病原却可以传染给其他人。携带者可以分为以下几种：(1) 健康携带者：健康携带者虽然没有任何临床症状，但仍然能将致病原传染给其他人，如乙肝携带者、脊髓灰质炎携带者、霍乱携带者；(2) 潜伏期携带者：潜伏期携带者在感染致病原后，病毒还在潜伏阶段，但已经能将致病原传染给其他人，如水痘携带者、甲肝携带者；(3) 恢复期携带者：恢复期携带者处于逐渐康复时期，但仍然能将致病原传染给其他人，如白喉杆菌携带者；(4) 慢性携带者：慢性携带者在感染致病原后的很长时间（甚至几十年）内，仍然能将致病原传染给其他人，如乙肝病毒携带者。

紧密接触者 紧密接触者是以直接面对面的方式接触过有传染病症状的病人，或在约 1 米以内的距离内接触过有传染病症状的病人；或者与有症状的病人在同一密闭空间内有约 1 小时以上的近距离接触过；或者直接接触过有症状病人的口鼻分泌物（如咳嗽、打喷嚏、接吻、口对口呼吸、共餐等）。当传染病爆发时，尤其像结核病、百日咳等病症，公共健康管理机构就会对传染源和传播途径进行调查，同时对于紧密接触者进行健康监测。

动物传染源 野生动物或饲养动物都可能成为致病原的传染源。有些疾病先发生在动物身上，然后再传播给人类，如狂犬病，这些被称为人畜共通传染病。

无生命物体传染源 无生命物体传染源主要包括自然界中的土壤、水、植物等。有些在土壤中存活和繁殖的真菌可以造成皮肤癣；土壤中的肉毒杆菌可以造成食物中毒；土壤中的破伤风菌可以造成破伤风。被含有致病原的人或动物的粪便所污染过的水可能会引起霍乱、甲肝等疾病。

1.2.2 易感者和高危险易感人群

人体免疫力 许多人接触到致病原后并不会发病，这是因为人体自身对疾病有抵抗力。即使有致病原侵入人体却并不一定都会导致疾病。疾病的发生与否，取决于致病原的致病力和数量、人体的营养状况、遗传因素、人体的免疫功能等。人体的免疫功能如果能得到充分发挥，侵入人体的致病原的致病力就会被减弱或消灭，疾病就会好转乃至痊愈，人体就会恢复健康。当人体的免疫功能由于各种原因而变弱时，侵入人体的致病原的损害作用就会加强，疾病就会愈加严重或恶化，甚至造成死亡。

人体被某些致病菌感染后，可能会因此而获得针对该菌型的或短期或长期的免疫力。志贺氏杆菌痢疾的感染若是只局限于肠道，人体因此而获得的免疫力就也只局限于肠道，免疫力的持续时间也较短。因为志贺氏杆菌的菌型很多，之间没有相互免疫，所以感染志贺氏杆菌痢疾后，仍然可能会发生再次感染。

若是人体的免疫功能较弱或者免疫系统存在缺陷，在接触到某些病毒后，就可能会发生严重的疾病，还可能会在接种某些疫苗（如麻疹疫苗）后引起严重的反应。人体因感染病毒后所获得的免疫力的持续时间长短不一。一般因引起全身感染所获得的免疫力往往强而持久，比如麻疹病毒。有些病毒如流感病毒和鼻病毒，若只是让人体受到黏膜表面的浅表感染，人体因此所获得的免疫力则往往持续时间短暂，并且在失去免疫力后更易反复发生感染。

人类被某些寄生虫感染后，并不能获得有效的免疫力。如阿米巴痢疾患者如果未得到有效的治疗，就很难自愈，而且即使痊愈后仍然可能会被再次重复感染。有极少数寄生虫，如由利什曼原虫引起的皮肤利什曼病病人，在局部皮肤痊愈后和原虫完全清除后，就能获得持久的免疫力，余生都可以免于再受感染。这种免疫类型，在人体寄生虫感染中较为少见。

接种疫苗 接种疫苗可以让人体获得针对某一种致病原的抗体。每一种疫苗一般只针对某一特定的病毒或病菌。有些不同的疫苗可以并在一起接种，如麻疹、腮腺炎、风疹疫苗（MMR）。有些疫苗只要接种一次，就可获得长期有效的抗体；有些疫苗则需要接种数次，才能让人体获得足够的抗体来抵御疾病。

1.2 传染病

让人类得以免于许多传染病的浩劫，但疫苗却无法预防所有的传染性疾病，而且接种疫苗并不能确保百分之百地避免疾病。有些人因为自身体质的特殊，即使在接种疫苗之后也无法获得足够的抗体，因而无法得到疫苗的保护效果。并且，致病微生物还会不停地产生新的完全不同的变种，疫苗终究还是不能预防所有的传染性疾病。因此，遵循卫生的原则对于传染性疾病的预防就至关重要。

许多传染病，尤其是5岁以下小孩容易感染上的传染病，可以通过接种疫苗来加以预防。白喉、破伤风、百日咳、小儿麻痹症、乙肝、麻疹、风疹、腮腺炎等都是目前最常见的疫苗种类。预防结核病的卡介苗，因为其效果在医学界未获得一致的认同，在美国和其他一些国家未被采用。许多国家都有强制接种疫苗的法律（如美国），有些国家（如英国）并没有强制要求接种任何疫苗的法律。

1976年10月，美国曾要求全民接种猪流感疫苗，目的是为了预防类似1918年的大流行流感。但是，随后出现了在注射过疫苗之后而死亡的案例，还出现了在注射疫苗之后的许多因吉巴症（Guillain-Barre Syndrome）而造成瘫痪的病例。曾有专家提出，这些死亡和瘫痪病例可能跟疫苗有关，但无法证明是疫苗所致。到1976年的12月份，美国政府要求暂停注射疫苗。吉巴症是否跟当时的猪流感疫苗相关，现在无从知道。流感疫苗一般利用鸡胚胎蛋为原料，如果你仔细查看疫苗的说明，就会看到关于对鸡蛋过敏的人士不可接种流感疫苗的警告。

易感者和高危险人群 我们所有人都有可能会受到致病微生物的感染，因此我们所有人都是易感者。但有些人感染上某些传染病的几率更大，如5岁以下小孩、孕妇、老人、患有慢性病（比如糖尿病病人）的患者、刚刚做过手术的患者、生活在卫生条件较差的环境里的人、与患者或携带者生活在一起的人。这些人被称为高危险易感人群。

在卫生良好的环境里，传染性疾病发生率往往就较低，由于疾病发生的减少，在环境里的致病原也就随之减少，这样的良性循环就给那些生活在该环境里的天生抵抗力较差的人提供了不易受感染的环境。在卫生恶劣的环境里，致病微生物就更易于滋生和繁殖，传染性疾病发生率往往就较高，对那些生活在该环境里的天生抵抗力较差的人来说，就更容易受到传染病的威胁。小孩因为免疫系统还没有发育完全，所以小孩属于高危险易感人群。

1.2.3　潜伏期和传染期

有的人在感染了致病原之后，隔了一段时间之后才出现临床症状。这一段时间被称为潜伏期。潜伏期是指从致病原侵入人体到最早出现临床症状的期间。各种传染病的潜伏期长短各异，变化范围从数小时到数十年。潜伏期受到致病原的数量、毒力、侵入途径和人体状况的影响。

患者或携带者在排出致病原的整个时期都是传染期。如水痘的潜伏期最短 10 天，最长 21 天，平均为 14～16 天。水痘从红疹出现前 5 天到第一批水泡出现后 5 天都具有传染力，特别是在出现水泡时传染力最高。甲肝的潜伏期最短 14 天，最长 50 天，平均为 4 个星期。甲肝病毒在发病前 1～2 周内的粪便中就可以大量排出，在发病 2 周内传染性最强，少数甲肝患者在痊愈后仍然可以继续排出甲肝病毒。艾滋病病毒的潜伏期最短可以少于 1 年，最长长达 15 年，从血液中查出艾滋病病毒的抗体时就具有传染性。

有些疾病在潜伏期期间就具有传染力，而且在症状完全消失后的一段时间内仍然具有传染力，如腮腺炎。腮腺炎是通过空气传播的疾病。腮腺炎的潜伏期为 12～25 天；但腮腺炎患者在出现症状前 1 周就具有传染性，在症状完全消失后的 9～14 天依然能将病毒传播给他人。手足口病的患者在症状消失后的几个星期都可能具有传染力，手足口病病毒依然能从患者的粪便中不停的排出。因此，为了维护健康和避免疾病，我们在任何时候都应该保持良好的卫生习惯。

1.2.4　感染出口和感染入口

致病原总要以某种方式从传染源释出到外面的环境里，然后再去传染给更多的人。感染出口是致病原离开传染源的出口。比如，流感病毒在流感患者打喷嚏、擤鼻子或咳嗽时从患者的上呼吸道随着患者的口鼻分泌物排出；血吸虫的虫卵在血吸虫病患者或携带者排尿时就随着尿液排出；引发疥疮的疥螨从疥疮患者的皮肤伤口随脓液排出；引起沙眼的沙眼披衣菌从沙眼患者的眼结膜分泌物里排出。

这些致病原通常都是从感染了致病原的患者或携带者的血液或其他体液（包括口鼻分泌物、眼睛分泌物、呕吐物、粪便、尿液、唾液、伤口脓液）中排出。因为许多携带者在感染了某些致病原后连自己都不得知，所以我们在日常生活中应该采取全面防范的原则，对所有的血液和其他体液要按照卫生的原则进行妥善的处理。

致病原从传染源排出，释出到环境里，总要以某种方式侵入人体才能造成感染。易感者被致病原所侵入的入口，就是感染入口。致病原的最普遍入口是上呼吸道和消化道。致病原的入口和出口往往一致，比如许多致病原从患者或携带者的上呼吸道排出，再从易感者的上呼吸道侵入。这些呼吸道传染病包括结核病、百日咳、流感等。

我们知道人体的粪便从消化道排出。经粪口传播的导致肠道传染病的致病原经常是从患者或携带者的粪便中排出，然后随着未经及时彻底洗干净的手部，再四处散播到食物、水、餐具等媒介物上，若是随后被易感者吃入，就可能会造成感染。这些经粪口传播的传染病包括霍乱、阿米巴寄生虫病、手足口病等。皮肤也可以是感染的入口，比如导致钩虫病（中国的几大寄生虫病之一）的钩虫虫卵随着粪便排出体外后，在适宜的土壤环境里发育为杆状蚴，再继续成长为丝状蚴。钩虫的丝状蚴就可以从易感者的手背、足背、指间、趾间的皮肤较薄的部位侵入人体，从而导致钩虫病。

1.3 致病微生物的传播途径

致病微生物只要能找到适宜的温度、水和营养，就能大量滋生和繁殖。致病微生物还能通过媒介物从一处转移到另一处，这些媒介物就是致病微生物的传播媒介。同一种致病微生物还可以通过不同的传播途径进行传播。

1.3.1 直接接触传播

直接接触传播是指直接接触到患者或携带者的皮肤伤口、水泡、黏膜、血液、粪便、口水里面的致病原，继而造成致病原从患者或携带者转移到易感者。直接接触到动物的皮肤、血液、粪便等里面的致病原也是直接传播。

最常见的直接接触行为包括触摸、接吻和性行为等。经直接接触而传播的常见传染病包括志贺氏杆菌痢疾、诺罗病毒感染、头虱、疥疮、体癣、沙眼等。在人口密集机构如学校、宿舍、军营等处就特别容易发生因直接接触而传播的传染病。

沙眼是由沙眼披衣菌所引发的一种慢性传染性眼病。沙眼主要发生在发展中国家，尤其在环境卫生较差的贫困地区和农村地区，在欧美国家已经几乎没有沙眼的发生。沙眼若是没有得到及时的治疗，就可能会严重影响视力，甚至会造成失明。沙眼可以通过直接接触传播。患有沙眼的病人的眼睛常会有含有沙眼披衣菌的黏性分泌物；当流鼻涕时，口鼻分泌物里也会含有沙眼披衣菌。直接接触到这些眼睛分泌物或口鼻分泌物就能将沙眼披衣菌从病人传播给接触者。沙眼也可以通过间接接触传播，还可以通过病媒蝇传播。

飞沫传播也属于直接接触传播。当患者或携带者在打喷嚏、擤鼻子、咳嗽、吐痰、对谈、唱歌、大笑或呕吐时，就会将含有致病原的大于5微米的飞沫散布到空气中。当这些口鼻分泌物或呕吐物被散播到空气中后，大于5微米的飞沫就会飞扬到1米以内的空气里。若是在1米以内的易感者直接吸入患者或携带者的飞沫，或者患者或携带者的飞沫直接落置在易感者的口、鼻、眼的黏膜上，就可能会导致疾病。经飞沫传播的常见传染病包括结核病、流感、水痘、猩红热、百日咳、诺罗病毒感染、手足口病等都会通过直接接触到含有致病原的飞沫而传播。

猩红热是由A组链球菌所引发的急性传染病。猩红热可以通过飞沫传播，经常在家庭和教室里传播，过去猩红热还被戏称为"学童职业病"。儿童和成人都可能会感染上猩红热，但5～12岁的儿童最容易染病。当感染了猩红热的患者或携带者在咳嗽或打喷嚏时，含有

A组链球菌的飞沫就随着口鼻分泌物飞散到空气中，这些飞沫若是被在1米以内的易感者直接接触到，就可能会造成感染。易感者的手部若是接触到该飞沫，然后再去触摸自己的口鼻眼处，就可以让A组链球菌进入自己的人体，继而导致疾病；或是当含有A组链球菌的飞沫直接落置在易感者的口鼻眼黏膜里，就可以导致感染。感染了A组链球菌后，大概有30%~50%的人完全不会产生任何症状，但却可以传播给他人。直接接触到患者的皮疹也可以导致染病。猩红热还可以通过口水传播。

感染了诺罗病毒的患者在呕吐时，所产生的飞沫就会飞散到空气当中，若是附近的易感者吸入空气中的含有诺罗病毒的飞沫，即使是极少量，也可能会受到感染。诺罗病毒的传染性非常高，不仅经粪口传播，还会经呼吸道传播，所以经常在学校、幼托机构、大型游轮中引起大规模感染。针对飞沫传播的防护措施，一般包括采取及时隔离和积极治疗患者、妥善处理个人上呼吸道分泌物和呕吐物、利用足量的通风换气来减少空间里的致病原浓度等措施。

1.3.2 间接传播

致病原通过被污染了的媒介物从患者或携带者转移到易感者的传播就是间接传播。间接传播致病原的媒介物包括被致病原所污染了的手、食物、水、血液和血液制品、虫鼠等病媒、无生命物体表面（如玩具、衣物、寝具、餐具等）。

经水传播 经水传播的传染病被称为水源传染病，一般通过饮入或碰触到受到致病原所污染了的水（如被病人或病畜的排泄物所污染了的水）所造成的传播。经水传播的传染病经常会造成大规模流行，历史上曾经造成大规模流行的经水传播的传染病包括霍乱、甲肝、军团病、杆菌痢疾、钩端螺旋体病、血吸虫病等。

霍乱是由霍乱弧菌所引发的急性肠道传染病。霍乱患者若是没有得到及时治疗，在数小时内就可能造成死亡。霍乱弧菌需要在水中（包括海水和淡水）存活。霍乱经常是通过被污染了的水或食物而传播。在人类历史上曾经爆发过多次因被霍乱弧菌所污染的水所造成的霍乱大流行。在公共卫生基础设施（安全饮用水和污水下水道）普及的欧美国家，霍乱已经非常罕见。第七次大流行发生在1961～1966年间，波及大部分的亚洲。1961年在印尼爆发了霍乱大流行，1961年出现于中国广东沿海，迅速波及20余省和地区，1963年传播到孟加拉，1964年传播到印度，并在1966年传播到苏联。

血吸虫病是一种寄生虫病。在世界上受到血吸虫病影响的地区，主要在非洲的撒哈拉地区、中国、菲律宾、泰国、巴西。引起血吸虫病的寄生虫一般有三种，曼森氏血吸虫、埃及血吸虫、日本血吸虫。在亚洲的血吸虫病被称为日本血吸虫病。日本血吸虫病在中国自古自有，在1904年，日本科学家桂田富士郎发现了导致血吸虫病的致病原，在1913年，另两位日本科学家宫入庆之助和铃木稔发现日本寄生虫的中间宿主是钉螺。因此，这种血吸虫病被称为日本血吸虫病。日本也曾经遭受日本血吸虫病的苦难，但当今的日本因为公共卫生基础设施的普及和个人的良好卫生习惯，已经不再有血吸虫病。血吸虫病在中国至今还影响到许多省市，包括江苏、浙江、安徽、江西、湖南、湖北、四川、云南、福建、广东、广西、上海。

血吸虫的生活史包括虫卵、毛蚴、胞蚴、尾蚴、童虫和成虫六个阶段。感染了血吸虫的人或其他哺乳动物（如牛、羊、猪、鼠、兔等）在排出粪便时，血吸虫虫卵就随着排出来。若是粪便污染了水，虫卵就被带入水中，在水中孵出毛蚴。毛蚴在水中能自由移动，还会钻入水中的钉螺体内，发育成母胞蚴，进行无性繁殖，产生子胞蚴。子胞蚴再经一次繁殖，产生大量尾蚴。尾蚴离开钉螺体内，在水中自由活动。在血吸虫病流行区域的人们在生活生产中涉水戏水游水时，与含有尾蚴的水相接触，尾蚴就会钻入人体的皮肤。人们若是赤足行走在被尾蚴污染的清晨或雨后的潮湿泥地上，也可能会导致尾蚴经皮肤钻入人体。尾蚴进入皮肤后即转变为童虫。童虫在人体内经过一定时间，最终在肝、肠附近的血管内寄生，然后发育成熟，成为成虫。成虫产卵，再随着人的粪便排出虫卵。

我们从日本的成功经验可以看出，妥善处理人的排泄物对于消灭

1.3 致病微生物的传播途径

血吸虫病至关重要。若是人的排泄物可以以密闭的方式收集在密闭管道里,就可以避免患者和携带者的排泄物污染土壤和水源。日本所采取的其他控制手段还包括对动物进行控制和监控、广泛使用机械化手段而不再采用水牛作业、粪便不再直接作为肥料、未经处理的污水不再直接用作灌溉、人和动物的排泄物不再污染水域。

经食物传播 经食物传播,是指通过吃入受到致病原所污染了的食物所造成的传播。经食物传播的传染病大致可以分为两种。一种是经粪口传播,另一种是因食物处理不当所造成的传播。因食物处理不当所造成的传播一般被称为食源性疾病。

食源性疾病的内容请详见第四章饮食卫生。

经粪口传播 经粪口传播的致病原通常会随着人体的排泄物排出体外,继而进入到周围环境里,这样就直接或间接地污染了土壤、水源、食物。被致病原污染了的水或食物被饮入或吃入就可能会导致疾病。

致病原虽然会导致疾病但却不会令食物产生异味和令人厌恶的改观,所以我们根本就无法通过食物的气味、味道和外观来判断该食物是否会令人生病。有些病菌如沙门氏菌和曲状杆菌需要吃入很大数量才会害病,但只要极少量的志贺氏杆菌或者极少量的诺罗病毒就可以让人染病。许多传染病可以经粪口传播,如小儿麻痹症、诺罗病毒感染、轮状病毒感染、贾第虫病、甲肝、E型肝炎、志贺氏杆菌痢疾、阿米巴痢疾、霍乱、伤寒、手足口病、蛔虫病、幽门杆菌感染等。

经粪口传播的传染病可以通过多种渠道进行传播和蔓延,可以通过与粪便的直接接触而传播,或间接地通过被粪便所污染的水和食物而传播,还可以通过无生命物体而传播,也可以由虫鼠间接地进行传播。

未经去菌处理的粪便直接用于农作物的养殖可能会导致农产品含有会导致疾病的致病微生物。从事农务的人员和家庭罹患这类传染病的可能性就更为大增,尤其是寄生虫病。

在缺乏公共卫生基础设施如污水下水道和安全饮用水的地区，经粪口传播的疾病如志贺氏杆菌痢疾、阿米巴痢疾、甲肝等就经常会广为流行。志贺氏杆菌性痢疾是因感染志贺氏杆菌所引起的肠道传染病。杆菌性痢疾传染力非常强，只要经口吃入 10～100 个细菌就可以导致疾病，在缺乏公共卫生基础的地区特别容易引起大范围流行。志贺氏杆菌痢疾经粪口传播。患者或携带者在如厕后若是没有彻底将手洗干净就去和他人握手就可以将杆菌痢疾传播给他人。被污染的水和食物经常会引起地区大规模的流行。

许多肠道寄生虫病经粪口传播。阿米巴痢疾是由阿米巴原虫所引起的寄生虫病。有 90% 的感染者会成为无症状的携带者。携带者自己本人可以没有任何症状但却可以间歇性地将虫卵从粪便中排出，继而再传染给他人。

甲肝是由甲型肝炎病毒所引起的肝炎。甲肝特别容易发生在环境卫生较差的地区。甲肝的严重程度一般随年龄的增加而增加。儿童时期的感染大多不出现任何临床症状或症状轻微，有些成人感染甲肝病毒后也不会出现症状，还有些人在感染过后两个星期才出现症状。但感染了甲肝病毒的儿童和成人却依然能将甲肝病毒传播给他人。甲肝可以通过粪口传播，通过被污染了的水或食物传播，还可以通过人与人之间的直接接触传播，还可以通过含有甲肝病毒的血液或血液制品传播。1989 年上海发生甲肝大流行，造成 30 万人感染。

幽门杆菌也可以通过粪口传播。幽门杆菌是一种能在人体胃黏膜上和十二指肠黏膜上的强酸环境中存活的螺旋状杆菌。1982 年澳洲名为 Barry Marshall 和 Robin Warren 的两位科学家从胃黏膜标本中发现并培养出幽门杆菌，并因此获得了诺贝尔医学奖。科学家们在随后的研究中陆续发现幽门杆菌是慢性胃炎、十二指肠溃疡、胃溃疡，甚至是胃癌的主要诱因。幽门杆菌的感染者常有消化不良的症状，包括上腹不适、打嗝、腹鸣、腹胀等胃炎症状。在患者或携带者的粪便中、牙垢斑中都可以检测有幽门杆菌，因此幽门杆菌被普遍认为可以经粪口传播，还可以经口水传播，和经呕吐物传播。在秘鲁幽门杆菌高发区的饮用水里曾被检测出幽门杆菌，因此受污染的水也可能是幽

1.3 致病微生物的传播途径

门杆菌的传染源。苍蝇的体表和排泄物里经常含有幽门杆菌，所以蝇类也可能会传播幽门杆菌。在环境卫生较差的地区，幽门杆菌的感染率就较高。

有人认为肠道传染病只是拉拉肚子，其实不然。许多肠道传染病还会导致反应性关节炎，甚至转变为慢性关节炎，那就会带来经年长期的煎熬。为了预防经粪口传播的传染病，将人体排泄物与其周围环境相隔离开来就非常重要，因为有大量携带者的存在，我们无从知道哪个人的排泄物里是否会含有致病原，只有通过实验室检验才能检测出，所以在日常生活里，我们应该视所有的人体排泄物都当作是高危险的可能含有致病原的媒介物。

经病媒传播　致病原可以通过蚊、蜱、蚤、螨、虱类吸血病媒的叮咬而传播疾病。这些病媒在叮咬患者或携带者时，就摄取到被致病原所感染了的血液，致病原随后在吸血病媒体内大量繁殖，若病媒再去叮咬他人时，就将致病原传播到他人的体内，继而导致疾病。蚊虫可以传播许多传染病，包括日本脑炎、疟疾、黄热病、丝虫病、登革热、西尼罗热等。

叮咬并不是病媒传播疾病的唯一方式。当带有致病原的苍蝇接触食物时，就将致病原传播到食物上，如果直接被易感者吃入，就可能导致染病。鼠类也会传播疾病，包括鼠疫、汉他病毒感染、钩端螺旋体病、李斯特菌感染等。鼠类还经常寄生蚤、虱、螨、蜱等多种病媒，并传播多种传染病。

汉他病毒感染是人畜共通传染病，主要有两大类：肾病症出血热和肺病症。汉他病毒肺病症主要发生在北美。肾病症出血热，即汉他病毒出血热，经常发生在欧亚大陆，其中最严重的地区在中国大陆，除了青海以外的省市和地区都发生过因汉他病毒所引发的出血热，平均每年发病数超过 10 万病例。汉他病毒出血热的最初症状包括突然严重的头痛、腹痛、下背痛、发烧、寒颤、恶心、视力模糊等，随后会出现低血压、出血症状、休克、肾衰竭，甚至死亡。

汉他病毒的主要宿主是鼠类，一般经鼠类传染给人类。汉他病毒出血热的传播方式主要是经呼吸道吸入鼠类的含有汉他病毒的分泌物，如吸入携带汉他病毒的鼠类的尿液、粪便或唾液所产生的气雾微粒，或是吸入携带汉他病毒的鼠类的巢穴里面的尘埃微粒。被携带汉他病毒的鼠类咬伤也可以导致感染，或因皮肤伤口受到携带汉他病毒的鼠类的尿液、粪便或唾液的污染，口鼻眼黏膜受到携带汉他病毒的鼠类的尿液、粪便或唾液的污染，食入被携带汉他病毒的鼠类的尿液、粪便或唾液所污染的水或食物。

经血液传播 血液和血液制品可以传播乙肝、丙肝、艾滋病等传染病。在输血、打针、针灸、文身、穿耳时，若是接触到被污染了的血液就可能导致感染。

乙肝是由乙肝病毒所引起的肝炎。名为 Baruch Blumberg 的美国科学家兼医生在 1966 年发现了乙肝病毒，并随后研制出乙肝疫苗，因此和另外一名科学家一起获得了 1976 年的诺贝尔奖。中国的乙肝携带者比例非常高。不同年龄阶段感染后转为慢性携带者的比例不同，若在婴儿阶段感染，90%的感染者会转为慢性携带者；若在幼儿阶段感染，23%的感染者会转为慢性携带者；若在成人阶段感染，只有 2.7%的感染者会发展为慢性携带者。

乙肝病毒一般通过血液和血液制品传播。在输血、共用针头或注射器、针灸、穿耳洞、文眉、文身、共用牙刷、共用剃须刀、共用指甲钳时，含有乙肝病毒的血液或体液就通过皮肤或黏膜进入体内，就可能导致感染。通过性行为也可以传播乙肝。乙肝携带者的母亲可能将乙肝传染给新生儿。乙肝是否可以通过共餐时传播，现在还无定论，但是曾经发生过因长者将自己咀嚼碎掉的食物再去喂哺给小孩继而导致小孩感染乙肝的病例。

经口水传播 口水就是唾液。人们在进食时，口中的唾液可以通过润湿食物而帮助吞咽，还可以通过唾液中的淀粉酶将淀粉分解为糖而帮助消化。但因为口水和口鼻分泌物是相通的，所以有些经呼吸道传播的疾病还可以通过口水传播。口水可以传播许多疾病，包括呼吸

1.3 致病微生物的传播途径

道合胞病毒、EB病毒、巨细胞病毒、病毒性脑膜炎、手足口病、流感、甲肝、猩红热等。

传染性单核细胞增多症，又叫接吻病，是由EB病毒引起的感染。EB病毒，又叫人类疱疹病毒第四型病毒，主要通过口水传播。在欧美国家因为普遍实行分餐制，EB病毒的感染主要是通过接吻来传播，所以EB病毒又被叫做接吻病毒。在欧美国家婴幼儿较少有感染EB病毒（往往在幼托机构里传播），而到了三四十岁就有大量EB病毒的感染患者。在中国，EB病毒的传播主要通过共餐传播。因为在共餐时，人们使用筷子在共用的盘碟里夹菜时，就很容易沾到别人的口水。中国的长者通常将食物咬碎后再去喂食婴幼儿，正因为如此，婴幼儿在很小时就被父母亲或其他家人而感染上EB病毒。

EB病毒一旦感染上，病毒就会终生潜伏在鼻咽的部位，再通过口水传播给别人。某些完全没有症状的携带EB病毒的人可能终其一生都在不时地在散播该病毒。人们第一次被EB病毒感染后，大多症状轻微，有些会出现扁桃腺化脓、淋巴腺肿大或疲乏症状。EB病毒与鼻咽癌的发病率密切相关。鼻咽癌在长江以南的民众之间发生概率很高，而在其他国家很罕见。因此被称为中国癌症。预防EB病毒感染的方法，就是不要与人共用个人用品，如餐具、牙刷、毛巾等，尤其是不要与人共餐。分餐制是最好的预防方法。

幽门杆菌感染还通过口水传播。幽门杆菌感染主要盛行于发展中国家。幽门杆菌与胃癌密切相关。幽门杆菌可以通过口水所传播。在中国，大家普遍使用木质筷子，木制筷子如果没有时刻保持清洁干燥，就会有大量幽门杆菌滋生在上面。中国家庭用餐时使用筷子在同一盘菜中夹菜，就会通过筷子将含有幽门杆菌的口水带到食物里，再传染给一起共餐时的其他人。

牙周炎是影响牙周组织的慢性疾病。牙周炎一般早期并没有明显症状，随后可能会出现牙龈红肿，但到了病情严重时，就会出现牙齿松动和牙龈萎缩，最后导致牙齿脱落。引起牙周炎的细菌可以通过口水传播。

手足口病由肠病毒所引起，大多是10岁以下儿童常患此病。手足口病传染性强，传染途径很多，可以经粪口传播、经飞沫传播、经无生命物体表面间接传播。手足口病还可以通过口水传播。许多肠病毒感染者是没有症状的携带者，或者症状非常轻微，尤其在成人中极为常见。但成人却可以将肠病毒传播给家里的小孩。当家人一起共餐时，若是用筷子在同一盘碟中夹菜，就可能将成人口水中的肠病毒传播给小孩。

猩红热会通过口水传播。没有明显症状的猩红热感染者可以通过口水将病菌传播给与其一起的其他共餐者。流感、甲肝、诺罗病毒感染、轮状病毒感染、第五疾病等都有可能通过口水传播。

经无生命物体表面传播 有些致病原能够在物体表面上存活相当一段长的时间，因此这些致病原就可以通过无生命物体表面进行传播。皮肤癣（又叫皮癣）、疥疮、头虱、杆菌痢疾、流感等都可以通过物体表面进行传播。

皮癣是因感染皮癣真菌所引起的传染性皮肤疾病。人类主要从三个来源感染上皮肤癣：泥土、动物身上或人类身上。

皮癣真菌通常只存活在表皮的角质层，形成扁平、扩散、环形的块状，边缘发红凸起，有鳞屑并发痒。癣的中心经常是正常的皮肤。成群的皮肤癣经常很靠近，使得个别的圆形难以辨认。皮癣真菌还会引起皮屑脱落。依照皮癣真菌所感染部位的不同，可分为脚癣（及香港脚）、头癣、股癣、体癣、手癣、指甲癣（及灰指甲）。不同的部位受到感染时，有不同的症状。

皮肤癣可以通过皮肤与皮肤的直接接触传播，可以通过动物传播给人。皮癣真菌的抵抗力强，在脱落的皮屑和毛发中可以存活数月到数年。因此，皮肤癣可以通过无生命物体表面传播。纸屑皮屑、毛发或指甲碎片碎屑若是掉落到桌子上和地面上，或是器具、梳子、剪刀等个人用品上，或是沾在玩具和其他物品表面上，再被其他人接触到，就可能造成皮肤癣的传播。

流感跟普通感冒不同，流感是由流感病毒所引起的传染病。大流行流感可以并发许多严重病症，甚至死亡。在20世纪共有三次流感

1.3 致病微生物的传播途径

大流行。第一次是在 1918 年由 H1N1 猪流感病毒所引起的西班牙流感，造成全球超过两千万人死亡；第二次是在 1957 年由 H2N2 病毒所引发的亚洲流感，造成 150 万～450 万人死亡；第三次是在 1968 年由 H3N2 病毒所引起的香港流感，造成百万人丧命。

流感是最具有世界大流行潜力的疾病。所谓大流行流感，是指一支导致人类染病的新型流感病毒产生后，因为大多数人都没有抗体，继而导致在短时间内使多数人感染并扩及全球所造成的流感。大流行流感的病毒可能来自动物流感病毒，也可能来自季节性流感病毒的突变。我们平常经常提到的流感一般指季节性流感。

流感病毒在密闭空间中可以通过飞沫传播，还可以通过空气传播。流感病毒传染力强、散播速度快，要完全阻断其传播非常困难。由于病毒可以在寒冷且低湿度的环境中存活数小时，所以可以通过非生命物体表面传播。含有流感病毒的口鼻分泌物可以在数小时内存活在家具、书桌、门把手、电梯扶手等物体表面，若是易感者以手接触到这些被表面后再去触摸自己的口鼻眼时就可能将流感病毒从口鼻眼的黏膜处进入人体，继而造成感染。

因此，为了预防经非生命物体表面传播的传染病，良好的个人卫生和居家卫生就至关重要，尤其是不与他人共用个人用品。对于经常被触摸的物体表进行定期彻底的清洁，可以减少感染许多传染病的几率。

经空气传播 当患者或携带者在说话、大笑、唱歌、咳嗽、呕吐、打喷嚏或擤鼻子时，由口或鼻就会飞散出含有致病微生物的直径小于 5 微米的小飞沫。这些小飞沫附着在空气中的灰尘里，通过气流而四处扩散，在降落之前它们的水分会挥发掉，于是就形成了气雾微粒。这些气雾微粒可以在人体体外存活很久而且耐干燥，能在空气中浮游相当长的一段时间，还可以漂浮很远，在远距离传播，如果被人体吸入就可以引起感染。因此，易感者即使离开传染源很远也可能受到感染。幸运的是，只有少部分疾病通过空气传播。除了上呼吸道分泌物外，被污染的无生命物体也可以将其中的致病原，因抖动或其他方式而飞扬到空气中，再通过空气传播给他人。经空气传播的传染病包括肺结核、炭疽、水痘、麻疹、流感。

一般来说，悬浮粒状物是悬浮在空气中粒状空气污染物的总称，一般都在0.05~100微米之间。大于100微米的粒状空气污染物由于较重，所以降落速度很快，比如建筑工地或地面尘土飞扬到空气中后，很快就会降落到地面上。因此只有非常少量的大于100微米的粒状空气污染物能够传播到较长距离。大于10微米的粒状空气污染物容易被人体的鼻腔的鼻毛和黏膜所拦截，较不易进入气管深处或肺部，但容易进入喉咙随着口水或食物进入食道或胃部。小于10微米之间的粒状物，被称为悬浮微粒。在5~10微米之间的悬浮微粒较容易进入上呼吸道，部分可以经气管的纤毛运动，通过痰液排出。

经飞沫传播是直接接触传播，一般只在1米以内进行传播。经空气传播是指由小于5微米的悬浮在空气中的气雾微粒所引起的传播。小于5微米的气雾微粒很容易就长驱直入深入到下呼吸道甚至肺泡深处。

结核病是因感染结核杆菌而引发的传染病。结核杆菌侵入人体后，可在人体内的任何器官引起病变，如肺、脑膜、淋巴腺、骨骼、肠、泌尿及生殖系统等。但因结核杆菌在繁殖时需要氧气，所以大多会在肺内，因此在结核病中肺结核约占90%。世界上结核病最严重的国家是印度，其次是中国。许多人对于结核病的不设防的观念是很危险的。至今为止，结核病仍然是因人类传染病所引起的主要死亡原因之一。

引发结核病的结核杆菌，主要经飞沫传播或经空气传播。结核杆菌，耐干燥，在干痰液中可以存活6~8个月，在阴暗潮湿处可存活6个月，在尘埃中传染性可达8~10天，但在阳光充足并且空气流通的地方，只要5~6个小时就会死亡。

最容易感染结核病的地方是通风不良的密闭空间里。在密闭空间里，具传染性肺结核病的患者经常会把结核杆菌散播到空气里（尤其是当具有传染性的肺结核病患者随地吐痰时），使人在不知不觉中吸入继而造成感染。在通风不良的人口密集场所里还会造成集体感染，尤其是当肺结核病患者未能及时发现病症，而又排菌期较长时，就可能导致大范围的集体感染。由于每个人抵抗力不同，即使发病，发病的时间也不相同。长时间处于密闭空间里并长时间地接触到有传染性的结核病患者，受到的感染机会就较大。在空气流通且阳光充足的空间里，就可以减少空气中结核杆菌的浓度，就可以减低感染结核病的几率。因此居家环境里的通风换气和自然采光就非常重要。

感染结核杆菌后并不一定会发病，而且即使发病也不会立即出现症状。绝大部分受到结核杆菌感染的人由于身体有足够的抵抗力，并不会发病而被称为潜在的携带者。结核病携带者并不会传染他人，但潜在体内的结核杆菌在身体情况较差和抵抗力较差时，还可能会活动繁殖起来继而发病。在美国，如果有人被发现皮试阳性即使是 X 光阴性，也会被要求服用数个月的抗生素进行治疗。

结核病的发生，必须要有结核杆菌的感染，仅是操劳过度或营养不良并不会造成感染；但是操劳过度和营养不良会导致一个人的抵抗力减低，就更容易使原本感染过并在体内存在结核杆菌的人因结核杆菌的活动繁殖而发病。因此，操劳过度和营养不良虽然不是结核病的直接原因，却有可能间接导致结核病的发生。空气污染和抽烟也不是直接的致病原因，但空气污染和抽烟会使肺部抵抗力减弱，间接地增加罹患肺结核的可能。痰涂片阳性（就是痰涂片检查发现结核杆菌）的肺结核病患者的紧密接触者被传染到结核病的机会较高；因此患者的紧密接触者都需要及时接受检查，以便早期发现和及时治疗。只要开始治疗并按时吃药，结核病的传染性很快就会大大降低。

1.4 预防和控制传染病

1.4.1 防范对策和举措

控制致病原 邪恶的人之所以可以为所欲为，是因为善良的人们给了他们机会。致病微生物也是如此。如果我们不想被致病微生物大举侵犯我们，就不能给它们提供存活繁殖的条件。遵循卫生的原则，就是为了确保不给致病微生物滋生和繁殖的机会,为了将致病微生物阻挡在人体之外,为了减少罹患传染病的几率。为了维护健康,我们就不能对各种潜在的致病微生物采取不设防的态度,而是要在致病微生物进攻我们之前就采取相应的防范措施。各国的成功经验表明,环境卫生、个人和居家卫生是预防和控制传染病的最有力的防范措施,甚至超过疫苗和抗生素的作用。

因为传染病可以在人群中散播开去,所以传染病的预防和控制就远远超过单个人可以控制的能力。在传染病面前,个人的力量就显得渺小无力。当传染病袭击到某个地区或某个国家时,不论贫富尊贵,整个地区或整个国家都会殃及。这就是为什么自19世纪开始各国都开始普及公共卫生基础设施和进行公共健康管理。一般来说,各国针对传染病所采取的控制手段包括两种:工程控制和行政控制。

工程控制包括公共污水下水道系统和公共供水系统等。以密闭方式将人体排泄物迅速密闭地收集到铺设在地下的污水管道中的污水下水道系统,是控制排泄物中潜在致病原的主要手段。因为排泄物可以密闭的方式迅速离开,继而不会与人相接触、不会污染环境、不会污染水和食物,所以利用冲水马桶和污水下水道系统来处理人体排泄物的手段,就可以有效地控制排泄物中的潜在致病原,继而减少人与排泄物中致病原相接触的机会,从而起到预防和控制传染病的目的。

用氯对水进行消毒被认为是20世纪最伟大的工程技术之一。公共供水系统通过用氯对水进行消毒处理,然后再将符合安全标准的水经供水管道输送到各家各户,就可以有效地控制水中可能潜在的致病微生物,继而减少人与水中的致病原相接触的机会,就可以有效地控制经水传播的传染病。居家垃圾通过妥当的收集、运送和处理,就可以避免垃圾在露天堆置和在街头四散,就可以避免招致病媒虫鼠,继而减少病媒传染病流行的几率。

在缺乏公共卫生基础设施的地区,环境卫生就较差,通常就有较高比例的人罹患传染病。在卫生基础设施奇缺的地区,往往个人卫生习惯恶劣,如果家庭里面过多人拥挤在一个通风不良的房间里,就更容易导致各种传染病的传播和蔓延。在公共卫生设施较为完备的地区,往往就立见成效,很快就能看到该地区传染性疾病的大幅减少。

工程控制的手段还可以运用在其他方面。比如在许多大型商场里的冲水马桶没有冲水把手,也没有冲水按钮,而是采用红外线操控来冲水。这样的措施就是为了避免有人如厕之后不冲水就离开的现象。

我们可以看到仅拥有设备设施还不足以起到减少传染病和维护健康的目的。设备设施的妥当使用要通过使用者的个人良好卫生习惯才能得以实现。预防和控制传染病仰赖于全体公众的积极参与和共同协作。如果个人不去遵守卫生的原则,那么即使拥有再先进的卫生设施也无法发挥其相应的功能,起不到维护健康的作用。

各国在力求控制致病原时,除了采取工程控制的手段,还需要同时采取行政控制的手段。比如因为许多传染病最易发生在人口密集场所,所以许多国家都有针对人口密集场所的专门的明文法律规定,包括例行的清洁步骤和消毒措施。再如,各国政府所采取的食品卫生法案就是通过行政手段来对食品当中的潜在致病原进行控制。在历史上,病媒传染病和人畜共通传染病(如鼠疫和狂犬病)曾经给人类带来惨重的教训,所以各国都有专门的立法和行政措施,对虫鼠进行控制、对动物进行管制、对病媒传染病和人畜共通病进行监测。

有效的传染病监控系统必不可少,各国一般都设立法定传染病监测和通报系统。对于法定传染病,地方医疗机构和地方负责公共健康的管理机构必须在时限内向相关的负责主管机构通报。由于存在着许多携带者和隐性病例,法定传染病的通报病例经常只是冰山一角。在美国,美国疾病管制署是负责传染病监测和通报的机构,负责根据通报资料进行病情调查,发现致病原、传染源和判定传染途径,以及提出相关的预防对策和具体手段。一旦传染病流行起来,发现传染源和判定传染途径是非常艰难的工作。

从个人的角度来看,我们还可以通过良好的个人卫生习惯来保护感染入口,以达到切断传染发生的目的。比如为了避免蚊、蚤、螨、蜱的叮咬,就可以采取使用蚊帐和涂抹驱虫剂的方式来避免和减少叮咬。使用个人防护用具和避免与他人共用个人用品是保护感染入口的重要手段。

增强易感者的抵抗力 普及接种疫苗是公共健康管理系统的重要部分。许多传染病，尤其是5岁以下小孩容易感染上的传染病，可以通过接种疫苗来加以预防。白喉、破伤风、百日咳、小儿麻痹症、乙肝、麻疹、德国麻疹、腮腺炎等都是目前最常见的疫苗种类。预防结核病的卡介苗，因为其效果在医学界未获得一致的认同，在美国和其他一些国家都没有采用。许多国家都有强制接种疫苗的法律（如美国），有些国家（如英国）并没有强制要求接种任何疫苗的法律。

接种针对某种致病原的疫苗可以让人体产生针对该致病原的抗体，以起到预防该致病原的效果。只有当群体中达到一定数量百分比都接种了疫苗的情况下，疫苗才能对该群体起到相应的保护作用。并非所有的传染病都有疫苗，而且疫苗也不能起到100%的预防效果，再者，新兴的传染病致病原日新月异。增强易感者抵抗力的其他方式，包括通过健康的生活方式来加强营养、积极锻炼身体、适当休息和减轻压力等。

抵抗力的强弱都是相对于致病原的致病力而言。每个人在接触到致病原后究竟发病与否取决于许多因素，但最终是个人抵抗力和致病原的较量。每个人都有抵抗力较弱的时刻，当抵抗力较弱时，如果能尽量减少和避免接触致病原，就可以减低罹患疾病的几率。当压力过重、慢性疾病缠身、人体免疫力下降时，孕妇和幼儿，或是在传染病流行期间，如果能够减少出入和停留经常引发传染病爆发和蔓延的人口密集场所和通风不良的密闭空间，就能够减低染病的几率。如果不得不工作或生活在人口密集机构，就要经常加以警觉。

人口密集机构包括学校、宿舍、军营、幼托机构等。在环境卫生较差的地区，在人口密集机构就往往更容易引发群聚性传染病事件，如肠道传染病、呼吸道传染病、各种传染性皮肤病等。在有些国家和地区，对于这些人口密集机构有专门的传染病检测和通报系统。在美国对于人口密集机构有专门的法律规章来确保人口密集机构必备卫生设施设备和采取相应的清洁和消毒措施，以达到减低群聚性传染病爆发的几率。

人口密集场所包括餐馆、医院、车站、大型商场、休闲中心、运

1.4 预防和控制传染病

动中心、公共泳池等。人口密集场所发生食源性疾病和水源性疾病等群聚事件非常显著。比如诺罗病毒的爆发流行经常发生在宴会厅、大型游轮和路营地等场所。

通风较差的密闭空间还包括许多公共交通设施如飞机、轮船、地铁、公交车等。若是在这些公共交通设施过度拥挤，又缺乏通风换气的设备装置，就会导致空气中可能含有的病菌病毒的密度过高，又加上人与人之间无法保持一定的距离，就更容易爆发上呼吸道疾病如流感、结核病、诺罗病毒感染、手足口病等。

大型集会如同上述的密闭空间，包括公共集会、电影院、教堂、音乐会、公共泳池、公共健身房、运动中心、娱乐中心、剧院等。

全面防范的原则和举措 遵循卫生的原则是预防传染病的第一道防线。因为在我们周围有大量携带者的存在（包括我们自己在内），我们无从知道何时何处会受到病菌病毒的侵犯，况且我们也无法凭借外表来做出准确的判断，因此，我们在生活中要采取全面防范的原则，即在每时每刻对所有人（包括我们自己）都采取相同的传染病预防措施。

这些全面防范的措施包括如下内容：（1）有足够的安全的饮用水和其他用水；（2）以妥当方式准备食物和享用食物；（3）以妥当方式处理排泄物；（4）以妥当方式处理垃圾；（5）控制虫鼠和狂犬病；（6）在关键时刻以妥当方式彻底洗手；（7）经常注重个人卫生；（8）接触血液或体液时要采取防护措施；（9）经常清洁所有场所、物品和物体表面，必要时还要进行消毒；（10）有良好的通风换气设施设备，确保新鲜空气的供应。

预防是重中之重。为了减低罹患传染病的几率，就需要经常增多了解关于卫生的知识，并以积极的态度采取全面防范的原则。下面是应当经常了解的相关的卫生知识：（1）常见的传染性疾病的发病症状、传染方式和预防方法；（2）当前传染病流行的区域；（3）如何佩戴和使用个人防护用具等；（4）自身的健康状况；（5）相关孕妇和幼儿的传染病知识；（6）以及关于如何得到可靠和有用的相关卫生和健康的信息。

态度决定一切。我们不单单自己要注重卫生，而且要经常提醒家人、同事、路人等注重卫生。若是遇到有人随地吐痰，要立即上前制止。因为随地吐痰会导致结核病的传播和蔓延，还会传播其他呼吸道疾病。

1.4.2　具体卫生举措和良好的卫生习惯

这里以手足口病为例。手足口病是由几种不同的肠病毒所引起的传染病，常见于 10 岁以下的婴儿和幼童。青少年和成人也可以感染肠病毒，但症状通常不明显。引起手足口病的肠病毒包括其中柯萨奇病毒（coxsackievirus）和肠道病毒 71 型（enterovirus 71）。

肠病毒的传染力极强，在幼托机构中最容易传播。家中感染了肠病毒的成人也可以将肠病毒传播给家中的婴幼儿。肠病毒可以经直接接触到肠病毒携带者或病人的口鼻分泌物、唾液、口水、水泡液等而传播。肠病毒也可以经飞沫传播。肠病毒还可以经食物传播、经无生命物体表面传播。被肠病毒携带者或病人的粪便（哪怕是经肉眼看不见的极少量）所污染的食物若是被吃入，就可能会导致手足口病。玩具常成为幼童间传染的媒介物。

肠病毒的传染力在发病的前几天，在口鼻分泌物和粪便当中都有病毒存在。一般而言，在发病后的第一周内传染力最高。但肠道内的病毒可以排出持续数周。

在增强个人抵抗力，注重均衡营养、适当运动和睡眠休息的基础上，良好的卫生举措是预防手足口病的最重要方法。良好的个人卫生习惯至关重要，包括经常用肥皂和清水彻底洗手，尤其在如厕后、更换尿布后、接触过（任何人的）口鼻分泌物后、接触过（即使肉眼看不见的极少量）粪便后、手足口病病人的水泡液后。详细步骤请参见第七章相关内容。成人感染肠病毒后经常没有任何临床症状，但依然可以将肠病毒传染给家中的婴幼儿，所以成人不应该以口喂食婴幼儿。在手足口病流行期间，尽量避免出入人口密集的公共场所，尽量减少与疑似病人接触。感染上肠病毒的手足口病病人最好留在家里，待到彻底痊愈后才能返回幼托机构或学校，以避免传染给他人。

良好的居家卫生习惯不可或缺。注重通风换气非常重要，以减少密闭空间里可能含有的肠病毒的浓度。居家各处各物（尤其玩具）应该经常保持卫生。在手足口病流行期间，在必须要的情形下还需要用稀释过的漂白水进行消毒。

参考资料：

- 公共卫生科学数据中心：
  http://www.phsciencedata.cn/Share/ky_sjml.jsp

- Heymann D L. Control of Communicable Diseases Manual [M]. 19th ed. Washington D. C. : American Public Health Association, 2008.

- Thomas C L. Tabor's Cylopedic Medical Dictionary[M]. 17th ed. Philadelphia: F. A. Davis Company, 1993.

- Tanaka H, Tsuji M. From Discovery to Eradication of Schistosomiasis in Japan: 1847-1996 [J]. International Journal for Parasitology, 1997, 27(12):1465-1480.

- CDC (Centers for Disease Control and Prevention). Principles of Epidemiology in Public Health Practice[M/OL]. 3rd ed. Atlanta:CDC, 2011. http://www.cdc.gov/osels/scientific_edu/SS1978/index.html

- Brown L M. Helicobacter pylori: epidemiology and routes of transmission[J]. Epidemiol Rev. , 2000, 22(2):283-297.

- Ewald P W. Evolution of Infectious Disease[M]. New York: Oxford University Press,1996.

- 关于美国 1976 年猪流感疫苗：
  http://wwwnc.cdc.gov/eid/article/12/1/05-1007_article.htm
  http://www.ph.ucla.edu/epi/Bioter/shotinthedark.html

- MMWR. Achievements in Public Health, 1900-1999: Control of Infectious Diseases[J/OL]. 1999, 48(29): 621-629. http://www.cdc.gov/mmwr/preview/mmwrhtml/mm4829a1.htm

第 2 章 如厕卫生

2.1 人体的消化道

人体的消化道包括口腔、食道、胃、小肠、大肠、肛门。小肠包括三部分：十二指肠、空肠、回肠。大肠包括三部分：盲肠、结肠、直肠。肝脏是帮助消化的附属器官。我们吃东西的时候，就将食物由口腔吃入，经过食道，到达胃里。胃里面的胃酸是人体的重要防御机制之一：胃酸可以杀死一部分致病微生物。小肠是营养的接收站。食物到了小肠就会被消化，然后通过血液输送到身体的每一个地方。肝脏帮助人体分解和吸收食物。肝脏分泌的胆汁可以中和胃酸，还可以去掉一部分有毒物质。一个人如果肝脏坏死掉了，就会在 1～2 天内死亡。大肠是用来储存没有被消化掉的食物的地方，这些没有被消化掉的食物最后就成为粪便。大肠的另一个功能是吸收水分。一个人如果太久没有大便，粪便就会变硬，造成便秘和痔疮。肛门是将粪便排出人体的器官。在肛门和大肠之间，还有一段直肠。

2.2 人体排泄物与传染病

人体的排泄物包括粪便和尿液。人体的泌尿系统包括左右两颗肾脏、两条输尿管、膀胱、两道括约肌、尿道。尿液自膀胱排出的过程被称为排尿。健康人的尿液在刚排出后一般是无菌的，但若是在空气中很快就会滋生致病微生物。有些病毒还通过人体的尿液排出。比如腮腺炎病毒、麻疹病毒、巨细胞病毒、先天德国麻疹病毒等都会从患者或携带者的尿液中排出。有些血吸虫虫卵也会从尿液中排出。

大多导致肠道传染病的致病原从患者或携带者的粪便中排出，许多寄生虫虫卵也从人体的粪便中排出。这些致病原包括诺罗病毒、轮状病毒、冠状病毒、肠病毒、甲肝病毒、沙门氏菌、志贺氏杆菌、霍乱弧菌、致病性大肠杆菌。常见的寄生虫病包括阿米巴痢疾、贾第虫病、隐孢子虫病、蛔虫病、钩虫病、鞭虫病、蛲虫病、肝吸虫病、绦虫病、血吸虫病。

许多病菌、病毒、寄生虫的携带者自己并不知晓，但其粪便中所含有的致病原若是未能得到妥善处理，依然能在人群中传播开去，尤其是对自己身边人的健康造成严重危害。比如，有些轻度感染血吸虫病的病人，虽然自己不会感觉到任何症状，但却会将体内血吸虫虫卵随着尿液排出；感染了甲肝的儿童往往表现为没有任何症状，但却会将体内的甲肝病毒随着粪便排出；有些感染了杆菌痢疾的病人，在出现症状之前的潜伏期里，就开始将大量的志贺氏杆菌随着粪便排出。

肠道传染病和肠道寄生虫病大多经粪口传播。在环境卫生较差的地区，寄生虫病就大为盛行，尤其是在缺乏如厕卫生设施的地区。即使是儿童也不应该随地便溺。

从人体的尿液和粪便中排出的致病原，有些可以在周围环境里存活很久，有些在适宜的条件下还能进行大量繁殖。这些致病原对生活在该环境中居民的健康构成严重威胁。有些随粪便排出的病毒在淡水（即河流、小溪、湖泊、水库等）中甚至可以存活最长达304天之久，在海水中可以存活最长达871天，在土壤中可以存活最长长达180天，在农作物中可以存活长达25天，在淡水和海水中最短也可以存活11天之久。蛔虫虫卵在土壤中可以存活达1～2年之久。一些肝吸虫和肺吸虫在淡水中可以存活30～180天之久。在这些致病原存活期间，若是被以各种方式吃入、吸入或从皮肤穿入，继而进入人体就会造成疾病。

2.3　密闭式冲水马桶和污水下水道

为了防范人体排泄物污染环境，污染水源、土壤、食物，就需要将人体排泄物跟其周围环境及时迅速地密闭隔离开来。如果排泄物能够以密闭的方式立刻离开我们的周围环境，那么我们就可以大幅减少经经粪口传播和经其他途径传播的传染病的几率。

自19世纪开始的密闭式冲水马桶和公共污水下水道的卫生处理系统，因为可以以集中密闭的方式令人体排泄物得到妥善的收集、运

2.3 密闭式冲水马桶和污水下水道

送、处理和处置，不但不会污染环境，还能给用户带来极大便利，所以到目前为止，依然被认为是解决人体排泄物问题的最佳方案。

人体的排泄物在密闭式马桶里，加上大量的水就成为污水。含有人体排泄物的污水在重力作用下完全不需要停留，就可以及时迅速地从马桶传输到铺在地下的密闭的公共污水下水道的管道里；然后通过这些管道到达污水处理厂；在污水处理厂以相应的处理方式被集中消毒处理后的最终产品将以妥当的方式被排入河湖海水或者作农业用途。

由此可见，密闭式冲水马桶和公共污水下水道的卫生处理系统包括五个必不可少的硬件：密闭式冲水马桶、室内给排水管道、充足的水供应、铺设在地下的公共污水下水道管道、污水处理厂。

2.3.1 密闭式冲水马桶

现代的冲水马桶，最开始是由名为 John Harrington 的英国人在 1596 年发明的，但由于当时的管道都是直管，经常有臭气回流，所以并未得到广泛利用。后来，另一名为 Alexander Cummings 的英国钟表匠发明了带有弯管（就是现在的存水弯）的冲水马桶，才解决了臭味的问题。到 18 世纪末，冲水马桶就已经在欧洲一些城市被广泛使用。当时医学微生物学还没有得到发展，人们并没有妥善处理排泄物以避免疾病传播的卫生观念，没有马桶的人们随地便溺，有马桶的人们也是未经任何污水处理就直接排入河流里去，继而造成严重的霍乱和伤寒流行。直到 1858 年，英国政府才开始着手公共污水下水道的建设，才开始将冲水马桶与下水道相连接，以开始收集排泄物再集中处理污水。

密闭式冲水马桶的构造　密闭坐式冲水马桶（以下简称冲水马桶或马桶）的形状像是一个将中间挖空的座椅。冲水马桶的材质一般以陶瓷为主。从功能来看，冲水马桶包含储水系统、虹吸系统、排水系统。从外观来看，由上到下分别是水箱、冲水把手（或冲水按钮）、马桶盖、马桶圈、马桶底座、U型弯管。水箱的功能是水量补给。

水箱内有进水管、进水阀、溢水管、浮球、链条，和橡皮塞。马桶底座是用来支撑使用者坐下时的身体重量，内部圆弧洞口恰到好处地提供冲水时的冲刷面。马桶圈就是我们坐下来时身体所接触到的部分。U形弯管，即存水弯，是连接马桶和下水道或化粪池的通道，之所以做成U形的形状，是为了使马桶里面随时都有水（称为水封），为的是可以防止下水道或化粪池的臭味扩散到室内。使用冲水马桶后，正确的做法是将马桶盖放下，然后只要按下冲水把手（或冲水按钮），就可以让水箱中的水流出，将排泄物冲到下水道或化粪池里。

冲水马桶的功用　冲水马桶可以确保将人类的排泄物（包括尿液和粪便）及时、迅速、充分、密闭地、干净地收集起来，通过流水冲到化粪池或公共卫生下水道，然后经过化粪池的处理，或者通过公共卫生下水道运送到污水处理厂，进行处理和消毒，由此可以确保人类的排泄物不会污染环境和传播疾病。

冲水马桶的优势　与蹲式马桶（以及生态马桶、真空马桶、化学马桶）相比，冲水马桶具有以下明显优势：冲水马桶可以安装在室内，用户使用起来更为便利、安全、舒适；排泄物不需要在用户处停留，能立刻轻易地被大量的水冲走；冲水马桶可以放下盖子然后冲水，可以减少可能含有致病原的气雾微粒散布在室内四处的几率；能将排泄物密闭在铺设在地下的污水管道里，所以可以与周围环境彻底密闭隔离，不会导致与人接触；不会产生臭味；不会污染环境；最大限度减少空气污染；不会招引苍蝇和令虫鼠等病媒滋生；确保将排泄物中的致病微生物得到有效处理继而失去活性。

冲水马桶的妥当使用　使用马桶的目的，是为了确保人的排泄物能够尽可能地全部彻底的进入马桶内再被大量水立即冲走，而不是停留在环境里，造成对环境的污染。为了避免人体排泄物污染环境，妥当使用马桶就很重要。比如在如厕之后和冲水之前，应该先将马桶盖放下再冲水，这样做的目的是为了防止因冲水溅出而导致的将排泄物

2.3 密闭式冲水马桶和污水下水道

中可能含有的致病微生物释放到卫生间的各个表面和空气里。这也是坐式马桶优越于蹲式马桶的一个方面。

有人因害怕传染病，在使用公共场合的冲水马桶时就蹲在马桶圈上，而不是采取正确的坐姿，继而造成排泄物四溢。这是很不负责任的如厕做法。因为这样就易于将可能含有致病微生物的排泄物四散在环境当中。试想这样的做法跟随地便溺有什么区别？

在美国许多公共场所的卫生间都提供马桶坐垫纸。坐在坐垫纸上如厕，可以让皮肤与马桶之间相隔着坐垫纸，确保没有直接接触，就可以安心坐着如厕，这种坐垫纸可以安全地冲入马桶而不会造成堵塞。

在没有提供马桶坐垫纸的公共卫生间，可以先用可随身携带的酒精擦拭纸对马桶圈擦拭消毒。若是非蹲着如厕不可的话，如厕后应该将弄脏了的马桶或马桶周围用卫生纸擦拭干净。

不应将杂物丢入马桶 为了确保排泄物能够及时迅速地被大量水冲走，避免马桶堵塞就非常关键。除了排泄物和如厕用卫生纸可以丢到马桶里外，用纸巾密封包裹的痰液、血液或体液一般不会堵塞马桶，也可以丢入马桶。除此之外，任何杂物（包括食物碎屑、油脂、瓶子、罐头、衣物、报纸、毛巾等）都不应该丢入马桶，以免造成堵塞和增加污水处理的负担。女士的私人卫生用品更不应该丢入马桶里冲走，而应该用纸巾密封包裹后丢入垃圾桶里。

如厕卫生纸 如厕卫生纸（简称卫生纸）一般以磨碎的木材纤维所制成。卫生纸是用来如厕时用的，所以设计为遇水随即软化，在马桶水流的冲击下，会立刻自然裂解分散，以确保不会堵塞污水管道、化粪池或污水下水道。一般卫生纸在出厂时都应经过测试，以确保可以在水中易于碎裂，当被适量丢入时不会堵塞马桶。若是卫生纸不符合标准，在水中不易碎裂，就可能造成马桶堵塞或下水道管道堵塞。跟卫生纸不同，面巾纸和厨用纸巾在制作过程中被在纸浆的天然纤维里面加入了某些化学品，以确保在纸巾遇水后还依然能维持一定的强度和韧性，这是为了确保在用面巾纸擦汗时、在用厨用纸巾吸油时不会碎裂。我们不应该将面巾纸和厨用纸巾丢入冲水马桶，否则就极易造成马桶堵塞。堵塞的马桶要立刻停止使用，并要等到彻底修复良好后才重新使用。

必备的洗手设施　如厕时总是难免会导致手部沾染上极少量的（甚至用肉眼无法看见的）可能含有致病微生物的排泄物，所以如厕后洗手是如厕卫生的重要组成部分。凡是在马桶处都应配备相应的洗手设施，并配有足够的安全的水和温和肥皂。

2.3.2　室内管道系统

室内的管道系统应该由专家和专门人员设计和装设。因管道设计问题所导致的堵塞问题，用户个人就无法解决。比如连接冲水马桶的污水管管口直径若低于标准尺寸，或者污水管布设的坡度不符标准，就会造成经常出现堵塞问题。室内管道系统包括三个方面：给水、排水、通气排气。

室内给水系统　室内给水系统的目的是为了提供给室内所有卫生设备装置（包括冲水马桶、洗碗池、盥洗台、洗碗机、洗衣机、浴缸）易于使用的安全的水。公共供水水源一般是来自河流、湖泊、地下水等，经过适当的净水步骤，再经地下送水管道送到各家各户。水在压力下被输送到室内的给水系统。水经给水干管进入室内给水系统后，有部分以较小的支管直接输送到各冷水出口，还有部分停留在热水器里加热并储存。给水栓包括水龙头和淋浴喷头。

室内排水系统　室内排水系统将室内的污水和废水排到户外的公共污水下水道或化粪池。排水系统包括室内所有卫生器具的排水主管和支管，还包括令排水顺畅的排气系统。排水系统的主要功能是将含有人体排泄物的污水迅速彻底地排出室内，以维护住家用户的卫生和安全。室内需要经出水口排水的设备包括冲水马桶、洗碗池、洗碗

2.3 密闭式冲水马桶和污水下水道

机、洗衣机、盥洗台、浴缸、沐浴隔间等。

排水系统中的一个重要装置，是在设备装置和排水管之间加装的存水弯。存水弯一般是 U 形或 S 形的弯管。存水弯里经常保持一定的水量（即水封），目的是为了防止排水管内的臭味逸散进入房间里面，防止有毒气体、爬虫、蚊蝇等有害物经由排水管进入室内。如果你观察一下冲水马桶，即使在不用时，马桶里也会经常保持一定量的水。若是马桶里的水不见了，就说明存水弯出现了故障，并可能会出现臭味和其他一系列的问题。

若是卫生设备装置长时间不用，排水管长时间不排水，存水弯内的水就会逐渐蒸发逸失，这时候就无法发挥水封的功能，继而导致卫浴室就算是通风良好的情况下依然会有臭味，甚至常有蟑螂会从存水弯里冒出来的情形发生。在美国南部的 Florida 地区经常会听说因为经久不用卫生间而有青蛙从马桶爬出来的故事。

室内通气排气系统　室内排水系统的中央一般有一支垂直竖管，即主通气管，与总排水管相连接。竖管的顶端部分作通气管用，其他装置的副通气管都跟竖管相连接。室内的每个卫生装置的存水弯都应有自己的通气管，或者经副通气管和主通气管相连。通气系统将污水管里的气体排出，保持排水管管内的大气压力。如果管内不能保持大气压力，存水弯里的水封会因虹吸作用而消失，结果就会造成臭气和臭味进入室内。运行不良的通气系统会造成排水管堵塞。良好的通气系统有利于排水管中排水流畅。通气管设计不良属于建筑结构不良，后果就是无论用户怎样清洁都无法去除臭味，还会造成马桶排水不畅。如果你在一层时听到二层的马桶冲水扑通扑通的声响，就表明排水管通气不畅。

2.3.3 充足的水供应

冲水马桶的功能是利用大量的水跟排泄物混合在一起而成为污水，并通过冲水，将污水及时迅速地运送到污水下水道或化粪池而远离室内住户。充足的供水是确保冲水马桶正常运行的必备条件之一。

经常停水的地区就无法正常使用冲水马桶。在有些国家和地区,马桶冲水和其他家庭给水系统分开,也就是说用于马桶冲水的水质是不能用作别的用途的。在美国所有的给水,包括马桶冲水都符合饮用水标准。

2.3.4 公共污水下水道系统

污水不仅仅包括经冲水马桶冲掉的含有人体排泄物的污水,还包括厨房污水、卫浴室污水、洗衣机污水等。为了避免这些污水与人接触,污染水源、食物、环境,这些污水都最好以密闭的方式收集在铺设在地下的污水管道里,然后再运送到污水处理厂,加以集中处理后再排放到河流或海洋中去。污水收集系统即污水下水道,又叫卫生下水道。

按下水道的收集方式,污水下水道系统可分为合流制和分流制。合流制下水道是指用相同的管道系统来收集污水和雨水;分流制下水道是指将污水与雨水分开运送。雨水下水道与污水下水道分开,可以减少污水处理费用。不管污水以分流制还是合流制方式收集,最好都要使用密闭暗管。因为若是使用地面上的开放式明管收集污水,则容易招引蚊子、老鼠、苍蝇和蟑螂等,继而导致病媒性传染病的流行;并且,污水与人体相接触的机会明显增大,继而更易引起传染性疾病的传播和蔓延。若是以地下式密闭暗管方式收集污水,在环境卫生的改善上就有显著的优势。即使是雨水的收集也以暗管为佳,因为暗管更符合施工和维护的要求。

污水下水道的铺设需要考虑许多因素,包括地质地层、地震损害、岩石强度、地下水位、岩山渗水性等许多问题。公共卫生下水道需要管渠系统遍布整个区域以收集污水,所以成本非常高昂。污水收集系统需要周密详细的规划设计,否则即使设置了工程措施也未必能发挥其相应的功能,严重者还可能令整个系统瘫痪。

污水下水道是公共卫生基础设施,无论建设还是维护都需要大量的人力、物力、财力,必须要经政府集中社会大量才能得以实现。但仅仅具备卫生设施设备还远远不够,重要的是需要确保这些如厕卫生设施设备得以完善的运行和维护。这就需要各方各面部门和民众的充分合作和持续不断的共同努力才能得以达到，包括这些设施设备的建造者、使用者、维护者、政府机构。若是建筑选址不妥、建筑设计不当、管道人员维护不利、住家用户没有良好的如厕卫生习惯，这些因素会导致一个新兴建筑物在不久的将来就成为类似贫民窟一样，那时拆迁重建甚至比新建要付出更高昂的成本。

2.3.5 污水处理厂

污水一般包括废水、粪便、被磨碎的厨余垃圾、其他进入下水道的如纸屑、碎片等固体废弃物。一般污水处理分为三个步骤：以物理和化学方式去除部分固体的初级处理、以生物方式去除有机物的二级处理和三级处理。三级处理一般指经多种物理、化学或生物的处理程序去除二级处理出水中所含有的微量有机物和无机物，以提高出水水质和再利用。经污水处理厂处理过后的出流水一般被排入海里或用于灌溉，处理过后得到的固体污泥可用作肥料。

化粪池 在没有下水道的地区，使用化粪池是普遍的处理人类和动物粪便的方法。在美国，一般使用化粪池的区域也普遍地使用密闭式冲水马桶。通过冲水马桶，人体的排泄物与大量的水相混合，就成为污水，经排水管道被冲入化粪池。进入化粪池中之后，由于流速降低，大部分的悬浮物就因重力作用而沉降于池底，比水轻的如油脂等，就浮在水面上。通常污水在池中的停留时间都在12小时以上，这个过程中约有60%~70%的悬浮物可被截留在池中。化粪池对污水的净化功能主要就在于这十几小时的停留时间的沉淀作用。化粪池除了上述的沉淀作用外，还有消化和储存的功能。被拦截的不溶性杂质和水面上的浮渣中的有机物会被厌氧菌所消化。有机物被分解后的产物随着有机物的种类而不同，一般包括甲烷、二氧化碳、水、硫化氢、氨气、其他的细菌。如果化粪池容积够大的话，除了可以处理家庭粪便外，还可以处理家庭污水。

经过化粪池处理过的水，会渗透在土壤中。因为土壤中含有各种不同的细菌，可慢慢地将留出水中的有机杂质消化成稳定的无机盐类。在乡村地区住家分散，使用化粪池是很好的污水处理法。但是从化粪池留出的仍然是污水，因为除了含有溶解性物质和未被除去的悬浮物外，还会溶有细菌消化有机物后的产物，如氨气、硫化氢、甲烷、二氧化碳等。如果粪便中含病原体的话，由化粪池出来的水仍然可能含有病原微生物。从化粪池排除的污水如果直接排入河流中，仍然会造成严重的河流污染问题。所以最根本有效的处理污水的办法是建立完善的下水道系统和污水处理厂。

2.4 在缺乏卫生设施时的如厕卫生

在经济落后地区往往就缺乏这些相应的卫生设施设备；在严重缺水的地区，或在山区无法铺设相应的地下管道的地区，冲水马桶和污水处理系统在这些地区就无法行得通。每个地区应找到适合于本地区的符合卫生原则的如厕系统，以确保让排泄物以密闭方式及时迅速地得到妥当处理，才能防范因排泄物所导致的传染病的传播和蔓延。

当污水下水道系统出现障碍（尤其是出现污水倒流）时，或者在遭遇地震、洪水等自然灾害时，或者当科研人员在野外进行科学考察时，当军队在野营时，当然也缺乏这些卫生基础设施。在飞机、游轮、大型聚会的场合往往使用化学马桶，但化学马桶需要使用化学品对排泄物进行处理，不但价高而且对环境有害。

在缺乏卫生设施的情形下，更不可以随地便溺。随地便溺对自己和他人的健康造成严峻的危险。许多传染病可以通过粪口传播。若是自己或他人直接接触到这些可能含有致病微生物的排泄物，就可能会导致传染病的流行和传播。即使小孩也不该随地便溺。在缺乏卫生设施时，可以使用可以密封的耐用塑料袋如厕，并选用合适的排泄物掩埋的区域。如厕之后，再将密封的含有排泄物的塑料袋运送到掩埋区进行掩埋。若是不能即时运送而需要将排泄物停留在附近，则可以使用锯末覆盖住排泄物，再扎紧塑料袋，并密裹在另一耐用塑料袋里，随后再以密闭方式运送至掩埋区。如厕后和运送排泄物后要彻底洗手。尤其是在缺乏公共卫生基础设施的地区，如厕后用安全的流动的水洗手就更为关键。

掩埋区的选择要符合以下原则：(1) 掩埋区要尽可能远离准备食物的区域，尽可能在下风下坡处，距离准备食物的区域至少 100 米以上；(2) 掩埋区必须远离水源，必须确保在水井、山泉、溪流等水源的下游，并与水源距离至少 30 米以上；(3) 掩埋区需要谨防污染地下水；(4) 盛装排泄物的塑料袋和掩埋区都不得招致虫鼠病媒，人体排泄物若是未能得到妥善处理，就会导致蚊虫、蟑螂的滋生之地，继而造成病媒传染病的流行和传播；(5) 盛装排泄物的塑料袋和掩埋区都不应臭味四溢。

参考资料：

- Brown N J. Health hazards manual: Wastewater treatment plant and sewer workers[J/OL]. Ithaca, NY: Cornell University, Chemical Hazard Information Program, 1997. http://digitalcommons.ilr.cornell.edu/manuals/2.

- CDC. CDC Health Information for International Travel (the Yellow Book)[M/OL]. CDC, 2013. http://wwwnc.cdc.gov/travel/page/yellowbook-home-2014.

第 3 章　饮用水卫生和休闲用水卫生

3.1　水文循环

水是地球上生物（包括植物、动物、人类）所赖以生存的重要物质之一。地球表面上超过 97％的水在海洋里，陆地上的水只占极小的一部分。

在太阳辐射和重力作用下，海洋和陆地上的水因受热蒸发而形成水蒸气，陆地上的土壤和植物所含的水也以因受热蒸腾而形成水蒸气。水蒸气随着气流上升，因温度下降就冷却凝结成液态的水滴和固态的冰粒。这些水滴和冰粒凝聚悬浮在空中，就是我们用肉眼所见到的云。云随着气流的推移，时聚时散，当云量过多、水滴过大时，因为重力的作用，就以液态的雨或固态的雪降落回地面。雨雪在降落过程中，一部分因太阳的照射蒸发而返回大气当中，一部分经植物的根吸收截留，经植物的叶茎经蒸腾再返回大气当中，一部分渗入到地面以下而成为地下径流，其余的部分在地面上流动而形成地面径流，汇入江河，再流入海洋。水以固态、液态、气态的形态循环往返于大气、陆地、海洋之间的整个过程被称为水文循环。

在水文循环中，雨水和雪水在地面上流动，汇入湖泊和河流之中，就形成地表水；雨水、雪水、地表水经过土壤和岩石空隙渗入到地面以下，就形成地下水。因为地下水经过土壤和岩石时会溶解一部分矿物质成分，所以地下水通常是硬水。泉水一般包括部分的地表水以及部分的地下水。

从水的化学特质来看，水可以分为硬水和软水。雨水一般是软水。相比较软水而言，硬水是指那些含有较高矿物质的水。一般来说，地下水比地表水含有更多的矿物质，所以地下水一般多是硬水。

硬水通常含有更多的钙离子和镁离子；在某些特殊的地质环境下的硬水也可能含有较多的铁离子、铝离子、锰离子。在洗涤清洁时，若使用硬水（尤其是当使用肥皂而不是清洗剂时），则不易产生泡沫。

比如在清洗棉布衣物时若是使用硬水，就需要更多的时间和力气才能清洗干净；若是使用软水，就更容易产生泡沫，从而更有利于清洗干净。当我们煮沸硬水时，经常会看见水壶或蒸锅内壁上堆积着一层水垢（这些水垢通常是碳酸钙），因此通过煮沸也可以将硬水软化。相比较软水而言，硬水并不会对人体具有更多的伤害性，但有些喝惯了软水的人突然转为喝硬水时，或者喝惯了硬水的人突然转为喝软水时，则可能会造成暂时的肠胃不适。

有些国家和地区的可利用水资源更丰富，有些国家和地区的可利用水资源更缺乏。相比较欧美一些国家而言，中国的可利用水资源就相对缺乏，而相比较非洲和中东一些国家而言，中国的可利用水资源就相对丰富。中国有些地区严重缺乏可以利用水资源。

3.2 与水污染相关的疾病

水污染一般包括致病微生物、化学物质、放射性物质、重金属等。水污染的来源包括在自然界中的污染物、因人和动物的活动所造成的污染。比如，当暴雨径流时因冲刷屋顶街道就会将污泥、有机质和其他污染物带入地表水中，地下水还会受到岩层的影响。

在自然界中存在的污染物大致包括由野生动物所带来的致病微生物、土壤中的致病微生物、岩石中的放射性物质、土壤中的硝酸盐和亚硝酸盐、岩石中的重金属（如砷、镉、铅、硒）、氟化物。

人类活动也会造成水的污染。人类粪便当中的病菌病毒和硝酸盐、大型农场里的动物排泄物当中的病菌病毒和硝酸盐、采矿场和果园区域的重金属、农业活动中所使用的化肥和杀虫剂、工业活动中所产生的各种废弃物（包括加油站、干洗店、垃圾、垃圾掩埋场所所带来的污染物）、居家废弃物（包括清洗剂、汽油、油漆、稀释剂等）、水处理厂所用的各种化学品都可能会造成水污染。

乌脚病 某些地区的土壤里含有过量的化学元素砷，直接导致该地区地下水中含有过量的砷。倘若当地居民因为没有自来水而只能长期饮用含砷的井水，就容易罹患因砷中毒所引起的乌脚病。在中国乌脚病流行的省份包括新疆、内蒙古、山西、吉林、宁夏、青海等。含砷过高的饮用水还会引发肺癌、胃癌、糖尿病等。解决的办法就是广泛地铺设自来水管道，为当地居民提供安全的自来水供应。只要不再喝当地的含砷过多的井水就可以根除该病。

蓝婴症 许多农业地区常常因使用化肥过量而造成当地地下水受到硝酸盐的污染。硝酸盐在人体的消化道会转化成亚硝酸盐，若是进入血液循环，所形成的亚硝酸盐化合物就会阻碍红血球的携氧能力。过高的硝酸盐含量对婴幼儿危害最大，可能会引发蓝婴症，造成婴幼儿呼吸急促、全身缺氧，皮肤呈蓝紫色。含有过量硝酸盐的饮用水，即使用烧开煮沸的方式也无法去除，经煮沸后只会增加硝酸盐的浓度和增大其潜在危害。

隐孢子虫病 致病微生物所引起的水源传染病经常是因为人或动物的排泄物污染了水源所致。即使经过复杂的过滤系统和杀菌过程的公共供水系统，也无法完全避免水源传染病的爆发和流行。有些致病微生物（如隐孢子虫）不能通过加氯的过程被完全杀死，就容易引起传染病爆发。1993年在美国的西部某地曾爆发经水传播的大规模的隐孢子虫病，共有40万人受到感染，并造成数十人死亡。

军团病 水是导致军团病的嗜肺军团菌滋生和繁殖的主要传染源。军团病首次被发现是在1976年，正逢美国召开军团协会年会时，在会议住宿的宾馆里发生了一次大规模的肺炎流行，其中221人突然出现发烧、咳嗽、严重的肺炎症状，并造成34人死亡。美国疾病管制署在1977年从尸体解剖出的肺部检体中分离出嗜肺性军团菌。目前发现的军团菌有两种：嗜肺军团菌和长滩军团菌。水是嗜肺军团菌的主要传染源；盆栽土是长滩军团菌的主要传染源。嗜肺军团菌广泛存在于自然界的水体和土壤中，但易于在温暖且不流动的人工制水系统里大量繁殖。37～42摄氏度是军团菌最理想的繁殖温度，但在60摄氏度加热32分钟就可以杀死军团菌。

空调系统的冷却水塔是大型高层建筑的基本设施之一。许多冷却水塔都设置在住宅楼和办公楼的顶楼。冷却水塔使用年限越久，水塔底部污泥就越多，越容易形成生物膜，检出军团菌的几率就越高。水温因在日照影响下容易升高，而水温越高就越接近于适宜军团菌滋生和繁殖的温度。当空调系统运行时，受到军团菌污染的冷却水塔就可以释放出含有军团菌的5微米以下的水雾微粒，若被人吸入就可能会造成军团病，导致肺炎，甚至死亡。

冷热水供水系统也常易成为军团菌滋生和繁殖的场所，尤其是在医院或旧楼复杂的供水管道中静滞不动或水流缓慢的水环境。供水管道产生生物膜并不断积聚起来，水流呈停滞或缓慢状态，若是热水系统水温低于60摄氏度，就可能会导致军团菌大量滋生和繁殖。冷热水管道、水龙头、淋浴喷头、加湿器、温泉、浴池、呼吸辅助医疗装置等人造设施设备都有可能成为军团菌的滋生和繁殖的场所。

控制环境中的军团菌一般可以采取三大策略：改善水质、调节水温、进行消毒措施。各个国家一般都采取定期清洁和消毒的方式来避免提供给军团菌滋生繁衍所需的条件。在居家环境里，淋浴时、马桶冲水时、水龙头出水时，使用加湿器时都可以产生水雾微粒，在一些蔬菜售卖处使用喷水设置也可以产生水雾微粒。在居家环境里应尽量避免使用容易产生水雾微粒的设备（如加湿器），如果不能避免，应采取尽可能减低污染水沫或水雾逸散的措施。

3.3 公共供水系统

在我们每天的生活当中，我们饮水、煮饭、刷牙、洗澡、洗衣、清洁、娱乐（如游泳）都离不开水。饮用水可以分为自来水和非自来水。自来水就是从水龙头流出的水。自来水大多都是由各国政府机构来负责管理，通过公共供水系统经一系列的净水处理和消毒，并经供水管道输送到各家各户。公共供水系统直接关系到一个国家或一个地区的饮用水品质，从而对该国或该地区民众的身体健康产生重大影响。

安全的饮用水就是对人体健康不会造成威胁的饮用水。美国的自来水普及率达85％。大约有15％的美国人使用私人饮用水源（如私人水井）。私人饮用水源由于没有经过专家定期的水源和水质检验，使用私人饮用水源的用户就需要对于自己的饮用水水源进行自行维护。美国环保署有许多出版物来提供家庭水井维护的知识和信息。一般私人用户经常使用检测用品对于私人水源进行测试，并向地方公共健康部门的公共健康专家进行咨询。地方公共健康部门也会经常提供有关私人饮用水源的相关信息，以及包括如何保护地下水源等的相关知识。

3.3.1 饮用水水质安全标准

饮用水水质安全标准规定的项目一般包括微生物污染物标准（如大肠杆菌群密度、总菌落数等）、物理性标准（如浊度、色度、臭度等）、化学性污染物标准（包括影响健康的物质如重金属、农药等，可能影响健康的物质如氟盐、硝酸盐等）、影响适饮性物质（如硬度、氯盐、氨氮等）、三卤甲烷的标准（一般标准值为每公升0.1毫克）。

在1905年以前，水质微生物检验没有一定规则可循。水质净化的方法多是过滤，所采用的指标是浊度。虽然过滤可以在一定程度上有效地降低水中的致病微生物，但仍有很大量的致病微生物可以穿透过滤膜。在1905年，大肠杆菌群菌落数成为饮用水水质微生物检验的标准指标。大肠杆菌群菌落数代表水源受到粪便污染的程度。

在1910年，氯被证实能有效地对大量的水进行消毒处理，之后才开始在公共供水系统用氯对水进行消毒处理。自来水多用氯消毒。

氯是在1810年由一名英国化学家所发现。氯在自然界中广泛分布，在地壳中以各种氯化物存在。氯是强氧化剂，常用来消毒和漂白。氯在人体内还是相当重要的电解质，可以帮助消化和维持身体的柔软。氯的主要功能是维持体内的酸碱平衡、协助肝脏清除体内废物、促进蛋白质、维生素B12、铁的吸收。氯与形成胃内的盐酸也有关系，还可以协助血液将二氧化碳送到肺部。

在用氯对水消毒时，有效余氯是指水经加氯或次氯酸钠作消毒处理后仍在输水管道中存在着的有效剩余氯量。有效余氯包括游离有效

3.3 公共供水系统

余氯和结合有效余氯。游离有效余氯是指以次氯酸或次氯酸根离子存在的有效余氯。结合有效余氯是指以氯氨等存在的有效余氯。当氯溶于水中，就变成次氯酸或次氯酸根离子，也就是平常所俗称的游离有效余氯。因为次氯酸具有极强的氧化能力，自来水含有游离有效余氯，在输水管道中停留时就能起到预防致病微生物滋生的作用。因此，游离有效余氯在自来水的安全卫生上就扮演了重要角色。饮用水水质标准中游离有效余氯的容许范围是 0.2～1.5 毫克/公升。自来水中含有游离有效余氯必不可少，但必须保持在较低的浓度范围。因为游离有效余氯过多会导致产生类似消毒水的气味，而且三卤甲烷（用氯消毒的副产品）的形成还会对人体造成伤害。

在 1974 年，科学家首次发现使用氯消毒的自来水中含有有害的消毒副产品。在消毒过程中，氯与水中的有机物产生化学作用会产生一系列的化合物（包括三卤甲烷）。三卤甲烷被认为有可能会导致癌症。由于在输水过程中仍存在有效余氯的关系，所以这些化学作用不单单是在水厂消毒的过程中产生，当水在输送管道内流动时仍然会不断增加，尤其是在夏天炎热的气温下水温跟着升高，化学反应也随着温度上升而增加。当水中的余氯过多时，就可能导致形成对人体有害的三卤甲烷。当水中的余氯未超过正常值时，对人体的影响程度不大。

三卤甲烷挥发性强、沸点比水低，所以在将水煮沸时，三卤甲烷就会挥发到空气中。在淋浴时，三卤甲烷也会挥发到空气中，所以通风换气尤其重要。一般来讲，只要室内通风良好，三卤甲烷对人体的影响就无大碍。

传统净水消毒在目前依然面临着种种挑战。隐孢子虫和贾第虫等原生动物包囊，因为颗粒极小（仅数微米），极易穿透净水程序，而且抗氯性强。在欧美国家常发生隐孢子虫病和贾第虫病的爆发和流行。贾第虫和隐孢子虫常寄生在哺乳类、鸟类和鱼类的体内，会导致人畜共通传染病。贾第虫和隐孢子虫在包囊期即具有感染能力。贾第虫和隐孢子虫一般寄生在人类的十二指肠与空肠的绒毛间，当成虫随着消化后的食物到达大肠时，因为大肠内的环境不适合成虫生存，就形成包囊随着粪便排到环境当中。贾第虫和隐孢子虫一旦污染水源，就极易造成大规模的流行。

各国在订立各项水质项目的标准值时，一般都是在对污染物或有毒物质的监测、讨论、科学实验、流行病学统计确定后，才能在此基础上加以订立。微生物污染物的监测至关重要，但是要监测饮用水中可能存在的全部致病微生物不切实际，一般来讲，各国都以总大肠杆菌群密度及总菌落数作为指标微生物。订立各项水质项目的标准值时，需要综合考虑水中致病微生物和其他有毒物质对于人体健康的影响，还需要考虑关于该有毒物质所导致的疾病罹患率和死亡率、人类摄取该有毒物质的多少、对动物的实验结果、人类可能从空气或食物中接触该有毒物质的可能性等。

对于饮用水中有毒物质的检验能力，也会影响到订立标准。影响健康的物质的浓度订得越高，饮用水用户的罹病危险就越高，但处理费用就较低；反之影响健康物质的浓度订得越低，则饮用水用户的罹病危险越低，但处理费用就较高。在美国，美国联邦环保署负责订立饮用水水质标准，并和州环保署一起确保供水业者提供给用户安全的饮用水。

各个国家和地区都有自己的饮用水水质安全标准。一般来说，各国的水质品质的监测、检验和维护等都要根据该安全标准进行管理。严格的饮用水水质安全标准是保障居民健康的重要保证。如果以私人水源包括井水或泉水作为饮用水，就无法像自来水系统一样从取水、净水和输水的安全作业来确保该饮用水的卫生和安全。

3.3.2 公共供水的管理系统

水质安全是维护公共健康的最基本保障。安全的自来水需要供水业者、政府的环保机构、自来水用户一起来共同积极参与才能得到有效的保障。如果水源受到污染或者净水工厂操作异常或者输水管道受到污染，都会影响到自来水的安全，继而可能导致水源性疾病的发生。

3.3 公共供水系统

保护水源 贮留在地面上的水是地表水,包括露天的河流、湖泊和水库等,是自来水的最大来源。饮用水水源受到污染是造成饮用水水质恶化的主要原因。如果家庭污水、工业污水、养殖污水、超过规定标准的各种污水,未经处理就直接排入河湖当中,就会危害饮用水水源。在河湖沿岸随处倾置垃圾也会导致污染饮用水水源。如果河岸被充当垃圾倾置场,被随意地倾倒垃圾,就可能会因河水冲刷而导致自来水取水口处的淤积,还可能因为垃圾中的有害物质而增加净水处理的困难。

地下水水源也会受到地表水一样的污染。家庭污水、工业污水、随处倾置的垃圾等,都会最终直接或间接地经由土壤渗入到地下含水层中。在沿海地区地下水的超量抽取还可能会引起海水倒灌等水质污染现象。

当饮用水水源受到污染后,为达到合乎饮用水水质标准,通常需要增加混凝剂、消毒剂或氧化剂的剂量,这样就造成各种衍生物生成的潜在危险。受到严重污染的水源,还需要近似污水处理的设施和更多更高级的处理方式才能改善水质。这些会直接导致大幅增加净水处理的成本。若是水源污染无法遏止,最终会导致不能用来作为饮用水水源,所以各国对于污染水源的行为,必须通过订立法律来加以规范禁止,各级政府机构应该稽查和取缔各项危害水源安全的行为。保护水源的教育应该列为学校教育中的重要内容。每一位居民都应该明确了解保护水源水质的重要并达成共识,进而共同维护饮用水水源,才能保障用户有足够的安全的饮用水的使用。

净水处理 净水处理,是指针对水源中超过水质安全标准的影响人体健康的物质,经过适当的处理方法和程序,以达到所要求的水质安全标准。找寻最可靠且低成本的处理技术,一直是净水工程努力的目标。净水技术的提高,并不意味着水源水质的保护可以放松。究竟采取哪一种技术和程序,由当地的水源状况、水污染问题、水质鉴定分析技术、饮用水水质安全标准、净水处理费用等共同决定。一般的净水程序包括混凝、沉淀、过滤和消毒,以去除水中的杂质和致病微生物。有些供水系统也使用离子交换等方法。所有水源里都会包含一些自然形成的污染物，如果含量低的话，这些污染物通常对人体并无大碍。去除所有的污染物非常昂贵，而且不切实际。

对饮用水用氯进行消毒处理被认为是 20 世纪最重大的公共卫生和公共健康的进步之一。在净水过程中，氯、氯化物、次氯酸盐是常用的消毒剂，并且需要在供水系统中一直保持一定的浓度；只有当致病微生物被确定杀死之后，才能进入输水系统。但是，消毒剂本身会和水中的有机物起反应，继而产生可能会危害人体健康的副产品，最常见的就是三卤甲烷。如果水源受到严重的污染，就导致需要增加更多的氯来进行消毒，从而增高了三卤甲烷的含量。

输水管道的维护　自来水系统中的各项设施，都应该有法律明文规定，有标准规范可资遵循，否则就可能出现危害水质的问题。输水管道的维护和更新至关重要，因为导致自来水污染的重要一项就是因输水管道维护不良所造成。输水管理设备的维护是一项经常性和长期性的工作，必须由专门的技术人员来负责。负责人员的健康状况和工作能力，直接影响到各家各户的饮用水安全。

输水系统的管道可能因为使用年代过久或其他公共工程（如道路建设、地下电缆铺设等）施工而受到破坏，令污染物渗入输水管道内而污染自来水水质。过去的输水管道通常使用的是金属材质，长期使用还可能会导致重金属（如铅等）的腐蚀溶出，直接影响自来水的水质，所以输水管道须要定期淘汰更换，以确保水质安全。

饮用水用户信赖报告　自来水用户如果不能充分地得到正确的自来水信息，就难免对自来水品质产生误解和不信任。供水业者提供给自来水用户关于水质及其相关信息，有利于建立用户对于自来水的正确认识和减少不必要的恐慌。美国环保署在 1998 年发布了"自来水用户信赖报告法"，要求供水业者从 1999 年起每年必须向用户提供消费者信赖报告。这些报告必须每年 7 月 1 日提交。

报告中必须包含自来水水质安全年报及其相关的信息，其中包括用户的自来水来自哪里的水源、是如何被送到用户家中、水中发现的污染物、及该污染物对健康可能造成的影响、水源状况、水质监测结果、相关的健康问题、其他关于供水系统的资料。

用户信赖报告可以促进用户和供水单位之间的沟通，并且教育公众保护水源等。用户信赖报告的基本内容如下：（1）供水系统信息，包括服务人员姓名及电话、关于公众如何参与的信息；（2）名词定义，包括水质浓度的最大限值及目标限值等名词的定义；（3）水质监测结果，包括对于规范物质及非规范物质的监测结果、每项检出物质的来源或可能来源、对于检出物质超过最大限值的健康影响说明、对隐孢子虫、放射性镭等其他物质的信息；（4）其他相关信息，包括对于该年度所出现的违法行为及其可能的健康影响、供水单位所执行的相对改善措施、对违法行为的相关措施、对于不可抗力的异常应变措施等；（5）教育信息，包括检出物质的解释及在饮用水中出现的含量、对易受隐孢子虫感染的饮水者加以警告、有关砷、硝酸盐、铅等的信息等。

3.4 居家用水卫生

3.4.1 家庭净水设备

活性炭过滤器 活性炭过滤器是利用活性炭过滤的作用，利用其细密空隙阻截滤除大于滤材孔径的悬浮固体，以达到过滤水质的目的。活性炭除了具有机械阻截的作用外，还具有物理和化学吸附能力，能吸收可能引起不良味道的有机污染物。有些设计还可以去除氯化过程当中的副产品、某些清洗剂、杀虫剂等。但是，活性炭过滤器去除铅和铜等金属的效果不佳，还无法去除硝酸盐、细菌、可溶解矿物。更需注意的是，活性炭滤芯只有一定量的吸附能力，若吸附量已达到饱和，就不再具有吸附效果，所以为保持有效性，活性炭芯必须经常更换。

离子交换器 离子交换器主要用钠型阳离子交换树脂，利用钙、镁等离子与交换树脂结合力比钠离子强的原理，让交换树脂的钠离子与水中硬度离子发生交换作用。离子交换树脂可以去除水中的矿物（尤其是导致水质硬的钙和镁）。某些设计还可以去除镭和钡，含有活性矾土的离子交换器还可以去除水中的氟化物和砷化物。但是，离子交换树脂因利用交换树脂的钠离子与水中硬度离子发生交换作用，滤出的水所含的钠离子浓度比过滤前高很多，可能对人体健康产生不良影响。另外，当使用一段时间后，离子交换的有效容量就会饱和，此时，离子交换器非但没有处理效果，反而可能析出交换器中的杂质，使滤出的水质更差。

逆渗透器 逆渗透器通常能够去除硝酸盐、钠、其他可溶解无机物和有机化合物，可去除臭味、颜色，还可以降低某些杀虫剂、氯仿和石油化学品的含量。但是，逆渗透器无法去除所有的无机物和有机污染物。另外，在使用逆渗透器对水经逆渗透处理后，出水量仅为进水量的六分之一到四分之一，其余的进水均以废水排放，造成水资源的严重浪费。更需注意的是，使用逆渗透器需要良好的前处理设备，若未经前处理就可能会造成逆渗透器很快就形成阻塞，甚至可能导致完全堵塞而无法出水。

蒸馏器 蒸馏器可以去除硝酸盐、细菌、钠、水的硬度、可溶解的固体、多数有机化合物、重金属、放射性物质，还能杀死细菌。但是，蒸馏起无法去除一些易挥发的有机污染物、某些杀虫剂和易挥发的溶剂。更需注意的是，在蒸馏起停止使用期间，细菌可能会重新在冷凝管上繁殖，从而造成水质更差。

因此，家庭在选择使用任何一种净水设备时，都要慎重考虑其优缺点和局限性。如果维护不当，还可能会导致污染物在净水设备中积存，从而导致水质变得更坏。如果对于公共供水缺乏信心，中国人几千年来的将水煮沸再作饮用的传统措施，大概是最为简单而有效的方法。

3.4.2 减低三卤甲烷

对饮用水用氯进行消毒被认为是 20 世纪最重大的公共卫生进步之一，但消毒剂本身会和水中的一些物质起反应而产生可能危害健康的副产品。自来水中常见的可能危害健康的物质之一是三卤甲烷。

三卤甲烷是在对水加氯消毒的净水处理过程中，水中的有机物和氯起反应所生成的副产品。三卤甲烷对人体有不良影响，甚至可能会导致膀胱癌，尤其是当地表水中的杂质和污染物较高时，导致消毒加氯量会较高，同时产生较多的三卤甲烷。为了控制三卤甲烷对人体的危害，饮用水中三卤甲烷浓度管制值的降低非常必要。

自来水在煮沸过程中，三卤甲烷会先随着温度增加而增加，并在煮沸时达到最高点，此时若是打开盖子再持续煮沸三至五分钟，挥发性的三卤甲烷就可以蒸发掉，从而大幅减少水中三卤甲烷的含量。但是，若是自来水中含有过量的硝酸盐，将自来水煮沸的方式不仅不能去除硝酸盐，反而会令硝酸盐浓度增高。若是自来水中含有过量的铅，煮沸方式也不能降低铅的含量，反而会令铅的浓度增加。若是输水管道含铅，铅就会进入饮用水中继而危害健康。

三卤甲烷可以通过被饮入、被吸入、通过皮肤吸收等方式进入对人体造成伤害。针对被人体饮入的方式，可以通过将水煮沸的方式降低三卤甲烷的饮入量。三卤甲烷在沐浴时可以被人体吸入，吸入量取决于用水量、空气与水之间的界面、水温、卫浴室的空间大小、通风换气等条件。三卤甲烷还可以在沐浴时通过皮肤吸收体内。缩短沐浴时间和良好的浴室通风可以降低风险。

3.4.3 防范军团病

为了减低罹患军团病的机会，在居家环境中可以采取的措施如下：（1）经常清洗水龙头和淋浴喷头，若有过滤网也要拆下清洗；（2）若是使用家庭净水设备，更要注意定期清洗和更换滤芯等；（3）若在家中使用水缸存水，应经常对水缸进行清洗；（4）对于长时间不经使用的出水口，如水龙头、淋浴喷头、热水出水口等处以及导致有水滞留的地方进行冲洗至少 1 分钟；（5）最好避免使用加湿器和其他可以产生气雾的设备,在不得不使用加湿器等器材时,要注意定时清洁。(淋浴时可能产生少量的气雾微粒);(6)在处理花园土壤、堆肥、盆栽土时,灌溉土壤时尽量以低压方式。在打开盆栽土的包装袋时,要缓慢打开,并小心将开口处远离面部,以防将尘埃微粒吸入。在使用盆栽土时先加水打湿,以免尘土飞扬,并且要注意通风换气。避免在密封的温室里不加防范地进行园艺工作。

3.5 休闲用水卫生

休闲用水包括人工的泳池、水上公园、温泉、水疗池、按摩池、桑拿浴池,还包括自然水域如河流、湖泊、海水等。因娱乐用水而传播的传染病包括各种传染性腹泻病、隐孢子虫、贾第虫等寄生虫病、外耳炎、退伍军人病、因绿脓杆菌所导致的皮肤病等。许多国家都对这些水区进行定期的监测和检测。

休闲水区致病微生物的来源,包括人类或动物的粪便、人体的唾液、伤口和黏膜渗出液等。受伤者的伤口或黏膜组织可以释出带有致病微生物的渗出液,若在水中就会直接污染水体。若有人直接接触到这些致病微生物,就可能受到感染。

有些细菌和寄生虫还会在水体中滋生和繁殖。温暖、潮湿、且富有营养的温泉环境就特别适合退伍军人菌、绿脓杆菌和阿米巴原虫的滋生和繁殖。这类致病微生物常常侵犯免疫系统较差者。在温泉水充沛的条件下,大量补注新鲜的温泉水和换水清洗也无法避免致病微生物的滋生和繁殖,因为还涉及原水、泳客、空气落尘所带来的细菌污染。一般而言,若是发现有细菌存在的温泉就必须加氯消毒,以保障消费者的安全。

3.5.1 休闲用水水质检测

对于休闲用水的检测,一般以大肠杆菌群和肠球菌群作为指标。大肠杆菌群常见于人类和动物的肠道内部,还会随着人类和动物的粪便而排出。在人类和动物的粪便中常含有大量的大肠杆菌群。因此,我们就可以用水体中含有的大肠杆菌群作为水体受到粪便污染的一个

3.5 休闲用水卫生

指标。

若是水体中含有大量大肠杆菌，就说明该水体在最近短时间内曾受到人类和动物的粪便的污染。一般来说大肠杆菌在水中的存活时间比其他致病微生物的存活时间更长，所以如果在水体中未能检测出大肠杆菌群，该水体中含有其他致病微生物的可能性就更小，因此我们常用大肠杆菌群作为评估水体品质的一项常用生物性指标。

肠球菌群在人类和动物的粪便中的数量仅次于大肠杆菌群。但相比较于大肠杆菌群，肠球菌群对外界环境温度适应性、抵抗力和耐受力更强。肠球菌群离开人体正常寄居部位而进入其他组织器官时就可能会造成感染性疾病，若进入尿道则可能造成尿路感染，若进入血液则可能会造成败血症等。当对水体进行检测时，若是大肠杆菌群菌落数超过某个指标，就会被归为不宜近水活动。在大肠杆菌群菌落数低于某个指标的基础上，一般再以肠球菌群的检测浓度对娱乐用水水质进行水质分级。

3.5.2 游泳卫生

为了防范经水传播的疾病，在自然水域（如河流、湖泊、海滨）进行休闲活动时，应注意下列事项：(1) 避免在暴雨之后的河湖或海滨游泳；(2) 避免在邻近雨水管道的水域游泳；(3) 避免在有原油泄漏或垃圾等污染物附近的水域游泳；(4) 避免在有污水泄漏附近的水域游泳。

当我们共用游泳池或水上公园时，我们每个人需要担负自己的责任，遵循卫生的原则，采取适当的措施和步骤，以预防疾病和维护健康。因为在水中所有人的健康都息息相关，为了预防各种致病微生物对我们造成传染病，就需要公共健康管理机构、泳池业者、公众的协力合作才能达到维护公共健康和个人健康的目的。泳池业者需要对泳池进行妥当的消毒措施，如加氯消毒、以紫外线杀灭隐孢子虫，或以臭氧等方式消毒等。这些消毒措施一般都无法将致病微生物彻底杀灭干净，所以经常的水体检测就至关重要。公共健康管理部门需要制定切实可行的法规条例，以确保泳池水体的安全和卫生。

个人可以采取以下这些简单而有效的步骤可以用来确保泳池的卫生：(1) 确保不要让个人的排泄物污染水体。感染了腹泻病的病人不应该在公共水体游泳。即使是健康的人也应该在游泳前用肥皂将身体清洁干净，并彻底冲洗干净后再进入公共泳池。游者应该在每60分钟进行休息并去卫生间如厕。如厕后或给小孩更换尿布后彻底清洁双手。(2) 确保小孩不会将排泄物带入水体。每隔30分钟应该让小孩休息，并察看小孩尿布有无泄露。若是需要给小孩更换尿布，一定要离开水体，并只在卫生间给小孩更换尿布；更换尿布后应该彻底清洁双手。(3) 游泳时切勿将水吞进体内。

3.6 在缺乏安全供水时的饮用水卫生

安全的自来水是确保个人良好卫生的最基本需要。没有流动的安全的水，就无法确保手部卫生和身体卫生。在自然灾害（如地震、水灾、飓风）时，公共供水系统经常无法正常使用，就需要采用相应的方法来获得流动的安全的水，以维护健康的最基本要求。每人每天至少需要1加仑水（3.785升）。

下面是在缺乏安全供水时的饮用水卫生的一般步骤：(1) 取看起来尽可能干净的水；(2) 然后用干净的棉布滤去水中的沉淀物、悬浮物、玻璃等；(3) 最后将水煮沸，并持续煮沸持续一分钟。一般来讲，煮沸是取得安全饮用水的第一选择。

若需要尽快得到大量的水，就需要用漂白水对水进行消毒处理。在得到安全的水后，将安全的水存放在低温干燥的地方，要避免日晒。储存水的容器最好选择可存放食物的塑料容器。需要注意的是，不锈钢容器不能储存含有氯的水。含氯的漂白水不宜用于任何金属容器中。并且要确保人体和动物的排泄物远离水源。

在不确定水质是否安全时，将水煮沸再用是最切实可用的方法。在居家生活中为了预防和避免感染致病微生物，就必须确保下列场合的用水安全：(1) 洗涤餐具、刷牙或准备食物必须使用安全的水；(2) 洗澡时必须使用安全的水；(3) 在清理皮肤伤口是必须使用安全的水和肥皂将伤口清洗干净，并保持干燥。

3.6 在缺乏安全供水时的饮用水卫生

参考资料：

- 关于美国联邦环保署关于饮用水和其他用水的品质监管等内容：http://water.epa.gov/drink/guide/

- Symons J M, Stevens A A, Clark R M, et al. Treatment Techniques for Controlling Trihalomethanes in Drinking Water[J]. EPA,1981.

第4章 饮食卫生

4.1 常见的可引发食源性疾病的原因

许多国家都设有专门机构负责对于因食物处理不当而引起的食源性疾病进行监测和通报。美国疾病管制署（CDC）负责对于美国的食源性疾病的监测和通报。按照美国疾病管制署的定义，如果两人或两人以上吃入相同的食物后发生类似的症状，并且从可疑的剩余食物、患者的粪便、呕吐物或血液中分离出相同类型的致病原，这就被美国疾病管制署认为是一件食源性疾病病例。如果是由肉毒杆菌毒素引起，即使只有一人，也被视为一件食源性疾病病例。因化学物质或天然毒素所引起的，即使只有一人，也被视为一件食源性疾病病例。

食源性疾病不单单是简单的肚子坏掉就了事，大约有3%的食源性疾病可能会导致长期的健康问题，包括关节炎、神经系统疾病，甚至癌症。受到食源性疾病危害最大的是婴幼儿、儿童、老人、慢性病人。过去的经验告诉我们，对于大部分食源性疾病，尤其是经致病微生物所传播的食源性疾病，如果我们能够遵循卫生的原则，严格履行食品操作规范，就可以避免许多食源性疾病。

常见的可引发食源性疾病的原因一般包括致病细菌（又称致病菌、病原菌）、病毒、寄生虫、真菌、动植物天然毒素、化学性物质、组胺。动植物天然毒素（包括发芽的马铃薯、有毒的蘑菇、河豚、有毒的贝类）等会引发食源性疾病；化学性有毒物质（包括重金属、农药、有害的食物添加剂等）也会引发食源性疾病。但食物受到病原菌的污染是引起食源性疾病的最常见原因。食源性疾病可能会非常严重，甚至导致死亡。

由致病细菌所引发的食源性疾病包括感染型和毒素型两种。感染型食源性疾病是由病原菌（如沙门氏菌、肠炎弧菌）所引起；而毒素型食源性疾病是由病原菌所产生的毒素所引起，比如仙人掌杆菌毒素、金黄色葡萄球菌毒素、肉毒杆菌毒素就会造成食物中毒。感染型

4.1 常见的可引发食源性疾病的原因

食源性疾病的潜伏时间较长，一般约 10 小时以上。毒素型食物中毒，如金黄色葡萄球菌毒素、肉毒杆菌毒素等所引起的中毒，潜伏时间很短，肉毒杆菌毒素中毒的平均发病时间在 2～4 小时。对于毒素型中毒的病例，还非常难以从患者的粪便和呕吐物中找到证明令其发病的病原菌。

在一般情况下，病原菌都不耐热，因此，我们可以用加热烹煮的方式杀死病原菌。但是，病原菌所产生的毒素大多具有耐热性，即使在加热烹煮之后，毒素仍然会聚积在食物当中，若被食入，依然会引发食源性疾病。

跟其他致病微生物一样，病原菌的繁殖也需要营养、水分、适宜的温度，所以我们可以通过控制温度、水分条件、酸碱度等来控制食品中的病原菌。

4.1.1 常见的可引发食源性疾病的致病原

致病细菌、细菌毒素、病毒、真菌、寄生虫、组胺等都可能会引发食源性疾病。常见的可引发食源性疾病的致病细菌如下。

肠炎弧菌 肠炎弧菌是一种嗜盐性细菌，主要存活在 20 摄氏度以上的海水中，在淡水中不易存活。肠炎弧菌广泛分布在近海河口和海底污泥中。我们平常经常食用的许多海产品（包括牡蛎、海蟹、墨鱼、海蜇、虾、深水鱼等）就常容易受到肠炎弧菌的污染。这些海产品若是在准备食物时，没有被彻底清洗，而又加热不足，当中潜在的肠炎弧菌就会快速繁殖到能让人致病的数量，被吃入则会引发食源性疾病。肠炎弧菌感染的主要症状是水样腹泻、恶心、呕吐、腹痛、发烧等。肠炎弧菌感染后还可能会引发关节炎。

肠炎弧菌必须在高盐下才能繁殖，所以在清洗海产品时，最好不要用盐水清洗，而要用流动的安全的自来水来彻底清洗。充分清洗可以将一部分肠炎弧菌冲洗掉。肠炎弧菌在 10 摄氏度以下生长就会受到抑制，但在适宜的环境中会迅速繁殖，平均每 10～12 分钟就可以繁殖一倍。因此，海产品必须一直以低温冷藏，才可以避免提供给肠炎弧菌滋生和繁殖的条件。肠炎弧菌不耐热，在 60 摄氏度加热 15 分钟就可以被杀死掉。因此，在食用前充分加热烹煮是最好的预防感染肠炎弧菌的方法。

曲状杆菌 曲状杆菌是最常见的可引发细菌性肠胃炎的病原菌之一，是造成旅游者痢疾的常见病因。曲状杆菌传染性强，只需 500 个细菌就可以致病。曲状杆菌可以在 30～45 摄氏度之间繁殖，可以在手上和潮湿的表面上存活一个小时，但在 70 摄氏度加热一分钟就可以使其失去活性。

曲状杆菌感染是人畜共通传染病。在野生动物和饲养动物（包括牛、羊、猪、猫、狗等）的肠道里经常可以检测到曲状杆菌，有些曲状杆菌的菌种最适宜在禽类的肠道繁殖，但一般被感染了曲状杆菌的禽类并不会产生症状。

感染了曲状杆菌的人的排泄物若是未经妥当处理，就可就可能会污染土壤、水、食物和环境。感染了曲状杆菌的动物的粪便也会造成污染，大多禽类的粪便里经常都会含有曲状杆菌，还经常会污染水源。

感染了曲状杆菌的动物，在屠宰过程当中常会污染肉类。多数人类的感染是因为食用了被污染了的食物或水所致，尤其是未经烹煮的禽类、未经处理的水、未经消毒的乳制品或是被生鲜禽肉所交叉污染了的其他食物等。曲状杆菌还在人与人之间通过粪口途径传播，还可以通过蝇虫、蟑螂等病媒传播。曲状杆菌感染潜伏期一般在 2～5 天，症状主要是水样或血样腹泻、腹痛、呕吐等。感染曲状杆菌后有可能会诱发关节炎。

曲状杆菌不耐热，所以通过充分加热烹煮的方式，就可以将曲状杆菌杀死。在准备食物时，尤其是在准备生鲜肉类时、在使用案板时、在使用抹布时一定要小心避免交叉污染到生食的蔬菜瓜果，以免造成食源性疾病。

沙门氏菌 沙门氏菌能在 4～48 摄氏度之间存活，在水和土壤中

4.1 常见的可引发食源性疾病的原因

可以存活数日至数月,即使是在冰中也能生存数月。但沙门氏菌对光、热、干燥、化学消毒剂等的抵抗力较弱。

沙门氏菌广泛存在于人类和动物的肠道里,还会随着人类和动物的粪便而排到体外。一般在土壤和污水下水道里都能发现沙门氏菌。被沙门氏菌污染了的食物经常会引发食源性疾病。沙门氏菌感染的潜伏期一般在 12～72 小时内,常见症状如腹痛、腹泻、发烧、呕吐,通常持续 4～7 天就会转好。不过有约 5%～10%的病人会引发如关节炎,婴儿、老人、慢性病人还可能会引发严重并发症。

沙门氏菌在很多食物当中都能找到,包括未经加热烹煮或未熟透的肉类和肉制品、禽肉、鲜蛋及蛋类产品、未经消毒的乳制品等。很多动物的肠道中都含有沙门氏菌,在屠宰过程中,沙门氏菌有时会进入肉类的表面。当肉类被绞碎后,原本留在表面的沙门氏菌就会彻底混入肉类当中。这就是为什么碎肉比大块肉更容易致病的原因。大块肉通常只在表面含有沙门氏菌,较容易通过加热烹煮而杀死细菌,而碎肉被混进了沙门氏菌,就需要经过彻底熟透才能确保不会染病。

被污染的蔬菜和水果当中也会含有沙门氏菌,尤其是西红柿、蜜瓜、生菜等。如果蔬菜水果在被污染的土壤里种植,或被施加过被污染的肥料或水,就会含有沙门氏菌。在美国经常发生花生酱因含有沙门氏菌而造成食源性疾病的病例。

受到沙门氏菌污染的肉类和鲜蛋看起来和闻上去并无异常,但若是在准备食物时没有妥当处理,就会造成疾病。有些动物如小鸡、小鸭、乌龟、蛇、蜥蜴等常会在身上携带沙门氏菌。在触摸过这些动物之后,手就可能会被沙门氏菌污染。

沙门氏菌不耐热,在 60 摄氏度加热 20 分钟就会被杀死掉,所以将食物充分加热烹煮若能立即食用,就可以避免感染沙门氏菌。更需注意的是,经烹煮后的食物应防止二次污染,绝不能再去接触生鲜肉类、蛋类等,否则依然会有致病的可能。在准备食物时,生食与熟食所使用的刀具、案板、盛装器皿砧等应该分开使用,以达到避免交叉污染的目的。

李斯特杆菌 李斯特杆菌（又称李氏杆菌、李斯特菌）是一种可以引发非常严重的食源性疾病的细菌。李斯特杆菌在自然界中广泛存在，在土壤、植物、污水、许多动物和人的粪便中都可以发现李斯特杆菌。在大约5%～10%的健康成人的粪便中可以分离出这种细菌。这些人是李斯特杆菌的携带者，虽然自己不会生病，有些人连自己都不知晓，因为没有任何症状。但感染了李斯特杆菌的孕妇却可能会把李斯特杆菌传染给胎儿，或在生产过程中传染给新生婴儿。李斯特杆菌还可以导致孕妇流产或造成死胎，还可能会引发新生婴儿感染严重的疾病。李斯特杆菌中毒的死亡率高达30%～35%。

李斯特杆菌能够在低温下繁殖，即使在冷冻条件下依然可以缓慢生长。许多李斯特杆菌中毒是由于进食了在冰箱里放置了过久的乳制品、肉类、蔬菜。对于高危险易感者（如慢性病人、小孩、老人、孕妇），最好不要使用在冰箱里存放超过7天的食品。曾经引起李斯特菌中毒的食物包括乳酪、熏制海产品、未经消毒的乳制品、熟食肉制品、蔬菜沙拉、鸡肉沙拉、蜜瓜、甜瓜等。李斯特杆菌不耐热，充分加热烹煮食物就可以杀死李斯特杆菌。

常见的可引发食源性疾病的细菌毒素如下。

金黄葡萄球菌毒素 金黄葡萄球菌耐盐、耐糖、耐干，还可以产生肠内毒素。在15～40摄氏度，金黄葡萄球菌不但能繁殖还能产生毒素。虽然金黄葡萄球菌不耐热，但其所产生的毒素却非常耐热。该毒素不易以加热去除，即使冷藏67天仍不受影响，在120摄氏度加热20分钟或在100摄氏度加热30分钟仍无法将该毒素完全破坏，必须在220摄氏度加热30分钟以上才能彻底消除该毒素。

金黄葡萄球菌常存在于人体皮肤、毛发、鼻腔、咽喉、伤口（脓包或痤疮）等部位。金黄葡萄球菌通常并不会引起身体不适，除非被传播到食物当中并继而产生毒素。金黄葡萄球菌毒素被进食后，有可能在30分钟后就发生症状如恶心、呕吐、腹痛、腹泻等。出现症状的时间取决于吃入毒素的含量以及个体的差异性。引起金黄葡萄球菌

4.1 常见的可引发食源性疾病的原因

毒素中毒的食物往往是需要经过很多人手和经过很多处理程序的食物,尤其是淀粉类食物。淀粉类食物若是被金黄葡萄球菌污染后,放置在室温5个小时就可以产生大量毒素。

为了防范食物受到金黄葡萄球菌的污染,我们就要针对食物的存放条件加以控制,尤其不能在室温下放置过久。已经加热烹煮的食物若是不能尽快在短时间内食用,就必须以加热的方式一直保持在60摄氏度以上,或者采取尽快冷却再冷藏的方式。已经加热烹煮的食物应该立刻存放在又宽又浅的容器里,继而尽快冷却,然后立刻存放在冰箱的冷藏层。冰箱冷藏层必须设置在4摄氏度以下。即使在冰箱冷藏层存放的食物也不应该存放超过两天以上。若超过两天以上,必须放置冰箱冷冻层冷冻。

患咽喉炎或出湿疹的患者,最好不要直接或间接从事准备食物的工作。皮肤带有伤口者最好不要准备食物,如果必须准备食物,应该将伤口完全覆盖住才可以开始。另外,即使是健康的食物准备者在处理食物时也应该确保头发不应掉落在食物里,还要经常注意手部的清洁。

肉毒杆菌毒素 肉毒杆菌的芽孢(又称孢子),广泛地存在于自然界各处,在土壤里和灰尘里经常就能找到肉毒杆菌的芽孢。肉毒杆菌的芽孢一般不能在有氧环境里存活繁殖,但在低酸、缺氧、水分多的条件下就不但能繁殖,还能产生大量毒素。含有肉毒杆菌毒素的食物若被食入,可能会发生致命的食物中毒。肉毒杆菌中毒的症状包括视力障碍、口齿不清、呼吸困难等。肉毒杆菌毒素所引起的中毒死亡率非常高,一般在50%~60%。肉毒杆菌毒素是世界上最毒的物质之一,只要一克毒素的结晶粉末,就可以杀死超过数百万人。

一般来说,低酸、缺氧、水分多是肉毒杆菌及其芽孢繁殖并产生毒素的必要条件。肉毒杆菌中毒病例所涉及的食品包括真空包装食品、罐头食品、自制发酵食品(如豆腐乳、面酱、豆豉等)、腌渍食品、以肠衣包装的肉类制品。

家庭在自制腌渍蔬菜、水果、鱼、肉类时,此类食品水分多,产品常于密闭室温下保存,一旦在食品加工过程中,或在盛装容器里混入肉毒杆菌或其芽孢,在低酸、缺氧、水分多的条件下就具备了可以繁殖和产生毒素的机会。在放置了足够时间后,若直接食用,就可能导致肉毒杆菌中毒。

以肠衣密封的肉制加工品(如香肠、火腿、热狗等)也经常引起肉毒杆菌中毒。用盐来腌渍发酵品,如将小鱼,小虾,蛤或肉切成薄片后,以20％以上的高盐直接腌渍,在密闭条件下发酵而成的腌渍品,若是在腌制过程中如有疏忽就会混进肉毒杆菌或其芽孢,继而导致繁殖和产生毒素,又因为经常是作为不需再加热处理的即食食品,常会造成肉毒杆菌中毒。

真空包装且含水分较高的低酸性食品也是潜在的高危险食品。真空包装的半干性鱼制品、豆制品、某些蔬菜,就非常适合肉毒杆菌的繁殖和产生毒素。因此,这些产品必须要以冷藏或冷冻方式存放。

过去也出现过因为使用铝箔纸包裹的土豆或其他食物烘烤过之后放置常温下过久而发生的肉毒杆菌中毒的病例。低酸性蔬菜汁或果汁(如胡萝卜汁)、大蒜油、辣椒油、其他由香料跟油混在一起的香料油,若不小心也会导致肉毒杆菌繁殖和产生毒素,所以这类食品需要存放在冰箱里冷藏,而且即使冷藏超过一个星期后也必须丢弃。

为了防止肉毒杆菌毒素中毒,家庭在自制罐头食物或腌渍食品时,要遵循卫生的原则和相应的操作规范。以下是相应的防范肉毒杆菌毒素中毒的一般步骤和举措:(1)确保所有表面的清洁卫生;(2)彻底清洁双手;(3)在准备食物原料时,必须确保食物原料清洗充分,盛装器皿必须以沸水消毒至少10分钟过后才能使用,以及避免低酸和高水分条件;(4)如果一定要购买冷藏销售及保存的真空包装食品,购买后也要尽快冷藏,最好加热煮沸至少10分钟以上之后再食用;(5)盖子胀起的罐头食品不可食用。

病原性大肠杆菌毒素 大肠杆菌广泛地分布在自然界中。一般的肠道大肠杆菌经常寄居在人的肠道里,是组成人体肠道正常菌落的主要细菌之一,在正常情况下并不会引发疾病。病原性大肠杆菌是可以

4.1 常见的可引发食源性疾病的原因

产生志贺氏杆菌毒素的大肠杆菌，会导致食物中毒。病原性大肠杆菌经常存在于牛的肠道中，会随着牛的粪便而排出体外，所以食物一旦出现大肠杆菌，就意味着食物直接或间接地受到人或动物的粪便的污染。一般引起病原性大肠杆菌毒素中毒的潜伏期为 5~48 小时，主要症状是呕吐、腹痛、腹泻、发烧等，年龄越小，症状越重。严重者会并发急性肾衰竭，甚至死亡。

病原性大肠杆菌在许多食物中都会出现，包括肉类（尤其是碎肉）、蔬菜水果、未经消毒的乳制品、果汁、未经处理的水等。受到病原性大肠杆菌污染的水若被喝入，就可能会造成中毒。过去也出现过因人在受到污染的水里游泳而受到感染的病例。病原性大肠杆菌耐热性差，所以一般经过加热烹煮就可以将其杀死掉。

感染病原性大肠杆菌后的主要症状分为水样腹泻和血样腹泻两种。通常水样腹泻是因为病原性大肠杆菌所分泌的志贺氏毒素导致肠道黏膜细胞排出水分，但细菌并未破坏肠道黏膜细胞；血样腹泻则是因为病原性大肠杆菌所分泌的志贺氏毒素扩散到血液。血样腹泻非常严重，容易造成溶血性贫血、急性肾衰竭，甚至死亡。尤其是 10 岁以下儿童和老年人感染了病原性大肠杆菌后特别容易并发肾衰竭症状。有些成人感染后会引发急性肠胃炎；有些成人感染后则会成为毫无症状的携带者。

仙人掌杆菌毒素 仙人掌杆菌广泛分布在自然界，土壤和灰尘中都能找到仙人掌杆菌。仙人掌杆菌有芽孢（又叫孢子），在 4~60 摄氏度可以繁殖并产生毒素。仙人掌杆菌很容易因经加热烹煮而被杀死掉，但其芽孢非常耐热，尤其在高脂肪食物当中就更为耐热。仙人掌杆菌的芽孢在干热烹煮比在湿热烹煮时更耐热，在干燥保存中可以存活很久。

仙人掌杆菌极易由灰尘和昆虫传播，若是传播到食物上就会污染食品。食品被仙人掌杆菌污染后，大多并不会有腐败变质的现象，所以根本就让人察觉不到。当食品在 20 摄氏度以上的环境中放置时间过久，仙人掌杆菌就会大量繁殖并产生毒素。如果食用前没有经过充分加热烹煮，就可能会导致中毒。引发仙人掌杆菌杜素中毒的食品大多与米饭、其他淀粉类食品有关。蒸煮或炒熟的米饭在室温下放置时间过长，是最常见的引发仙人掌杆菌毒素中毒的原因。肉汤、浓汤等也会受到仙人掌杆菌污染。一般中毒潜伏期为 1~16 小时，中毒症状包括呕吐、腹痛、腹泻等。

为了防范因仙人掌杆菌毒素所引起的食源性疾病，食物经烹煮后应尽快食用，并避免将经烹煮后的食物在室温下长时间存放。如果食物不立即食用，应保温在 60 摄氏度以上；即使是冷藏在冰箱 4 摄氏度以下也不要超过两天；若超过两天以上就需要在冷冻层保存。在存放经烹煮后的食物时，避免将蛋白质食物和煮熟的米饭同时存放在一起，因为这样蛋白质食物会助长仙人掌杆菌的繁殖。短暂的爆炒或加热不足够杀死仙人掌杆菌毒素，因为该毒素在 126 摄氏度可以存活 90 分钟。

常见的可引发食源性疾病的病毒如下。

诺罗病毒 诺罗病毒是最常见的引起病毒性肠胃炎的病毒之一，其他的病毒还包括轮状病毒、星状病毒、腺病毒等。它们的传染力都非常快速，而且非常少量就可致病。诺罗病毒的感染经常在秋冬流行，经常被称为肠胃感冒。诺罗病毒能长时间地存活在患者的呕吐物、粪便当中，若是呕吐物和粪便未能妥当处理，就会污染水、食物、环境，继而造成大范围的传播和流行。诺罗病毒可以经被污染的食物和水传播、经粪口传播、经人与患者的紧密接触传播（在与患者分享食物、水或器皿时继而接触到患者的排泄物、呕吐物或物体表面）。

准备食物者经常会将诺罗病毒传播给进食该食物者，尤其是当准备食物者经常在如厕后不洗手的情况下。被污染的贝壳类食品经常会被诺罗病毒所污染，一旦生食或食用未煮熟的被污染的贝类（如生蚝等）食品就经常会引起诺罗病毒感染。

饮用水也经常会被诺罗病毒所污染，继而造成大范围的群聚爆发病例。诺罗病毒感染极易发生在宴会厅、大型油轮、宿舍、学校、军营、幼托机构等人口密集机构，并引起大规模感染。诺罗病毒感染的潜伏期一般在 24～48 小时，主要症状是呕吐、腹痛、腹泻、倦怠等。婴幼儿、老人、慢性病人一旦感染上会很严重，甚至会造成死亡。患者在腹泻停止后的 48 小时内依然具有传染性（其排泄物中依然会存在诺罗病毒，并会继续造成对他人的感染）。

严格遵循个人卫生、饮食卫生和环境卫生（包括居家卫生）的原则，才能减低诺罗病毒感染的几率，尤其是手部卫生。如果家人有感染诺罗病毒时，必要时（若有慢性病人、小孩或老人时）可以用稀释过的漂白水对居家环境进行消毒处理，以杀死环境里面可能潜在的诺罗病毒。为了防范将疾病传播给他人，准备食物者（尤其是餐饮工作者）应在症状解除至少 48 小时后才开始准备食物。

常见的可引发食源性疾病的真菌如下。

霉菌毒素 霉菌毒素会引发食物中毒。霉菌能生长在 0～60 摄氏度的温度范围，但大部分有毒霉菌的最适合生长温度与产生毒素的温度在 25 摄氏度左右（即室温下）。

在收获前或储存期间，若花生、谷类、豆类等食品干燥不当，就特别容易受到霉菌毒素污染。霉菌毒素是霉菌在食品中生长、并在适当条件下会产生的有毒的化学物质。霉菌毒素若是被吃入就会引发进食者食物中毒。人类因食用含有霉菌毒素的食物所引起的急性或慢性疾病，就是霉菌毒素中毒症。动物也会因为进食了含有霉菌毒素的饲料而引发中毒。

霉菌本身不耐高温，通常在 100 摄氏度就可以将其杀死掉；但其毒素非常耐高温。霉菌毒素要加热到 280 摄氏度以上才开始分解，所以一般的加热烹煮不易破坏霉菌毒素的结构。许多霉菌毒素在干燥状态下、在室温中可以存活数月，甚至数年，其毒性完全不受影响。

极少量的霉菌毒素就可以造成人类和动物中毒。动物若是吃入含有霉菌毒素的饲料，毒素就积存在动物体内，人类若是日后再以此动物为食物，就会导致将霉菌毒素吃入体内，继而引起霉菌毒素中毒。黄曲毒素是霉菌毒素之一。1960年英国某农场的十万只火鸡因食用巴西进口的含有黄曲毒素的玉米饲料而集体中毒死亡。黄曲毒素还会导致人类的肝病变和癌症。一般食物水分含量需在13%以上，霉菌才会开始生长和繁殖。大多数的霉菌属于好氧性，也就是一般在有氧的条件下，才会生长和繁殖。谷物在受到外力损伤时，不但会导致内部养分外露，还会有利于霉菌快速生长繁殖。

因此，在选购和存放食物（尤其是谷类和豆类食品）时，要注意不要购买有破损的食品。花生酱和花生制品特别容易被黄曲毒素污染，所以在选购时要尤其小心。食品应该妥善存放在低温干燥处。存放食品的食品柜应该经常保持整洁干净和经常保持干燥。发霉的谷类食品必须丢弃，还要尽量减少摄食动物肝脏，因为黄曲毒素被动物摄食后经常累积在肝脏。

常见的可引发食源性疾病的寄生虫如下。

姜片虫　姜片虫，又叫亚洲大型肠吸虫。姜片虫的成虫寄生在人的小肠内，成虫产出的虫卵则随着人的粪便而排出体外，若落入水中，在适宜的温度（26～32摄氏度）下，就会发育孵出毛蚴。毛蚴侵入水中的淡水螺体内，就发育成尾蚴。尾蚴发育成熟，从螺体逸出，在水中附着在水生植物（如荸荠、茭白、菱角、莲藕）的表面，脱去尾部则形成囊蚴。人若生吃这些带有囊蚴的水生植物，就有可能吞下囊蚴而被姜片虫所感染。囊蚴进入人体消化道后，在消化液和胆汁的作用下，幼蚴破囊而出，附着在十二指肠黏膜上，再发育为成虫。囊蚴也常漂浮在水面，如果喝下含有囊蚴的水也会导致姜片虫的感染。用生鲜的水浮莲叶植物喂猪，然后又以带有虫卵的猪粪为水塘施肥，就可造成循环感染。

有些人在感染了姜片虫后，在较轻时一般没有明显症状，在较重时则会有腹痛、腹泻、呕吐等消化道症状，严重者还会导致贫血、营养不良、胆囊炎、胆结石等。儿童感染上姜片虫，还可能会导致发育

4.1 常见的可引发食源性疾病的原因

迟滞和智力减退。

绦虫 绦虫可分为猪肉绦虫和牛肉绦虫。猪肉绦虫的感染和流行与当地的饮食习惯、烹调方式、猪的饲养方式有很大关系。人感染了猪肉绦虫之后,猪肉绦虫的孕卵节片或虫卵就会随着人的粪便而排出体外,含有虫卵的粪便若被猪吞食后,虫卵就逐渐发育成囊尾蚴。人因吃入带有囊尾蚴的生猪肉或未煮熟的猪肉,就会感染上猪肉绦虫。

在中国有些地区喜欢大锅烧大块肉或在炒菜时搅拌不均,就可能造成不能完全杀死猪肉囊尾蚴的现象,继而导致许多猪肉绦虫病。有些地区喜欢吃腌制的生猪肉,或用同一块案板来切生肉和熟肉、瓜果蔬菜,这样就难免引起交叉污染,继而造成染病。在中国有些地区的农村将猪圈和厕所搭建在一起,猪或狗吃到患有绦虫的人的排泄物,继而造成循环感染。猪肉绦虫的患者轻则只有轻微症状,重者还会出现癫痫、瘫痪、失明等。

患有牛肉绦虫的患者会将牛肉绦虫的孕卵节片随着人的粪便而排出体外,之后就释放出虫卵,孕卵节片或虫卵被黄牛或水牛吞食后,逐渐在牛的肌肉中发育成囊尾蚴。人若吃入含有囊尾蚴的生牛肉或未煮熟的牛肉,就会造成感染。广西、贵州地区的村寨中缺少厕所,田间路旁常见野粪;房屋的上层住人,下层栖息牛等禽畜并兼作人的厕所,继而造成循环感染。牛肉绦虫主要会引起肠道和神经系统方面的症状,严重者还会引起肠梗阻。

人的排泄物必须得到妥当处理,否则绦虫病和其他寄生虫病就难以遏止。

组胺 组胺是在已经腐败的水产鱼肉中比较常见的一种化合物。含有大量组胺的鱼肉若被吃入就可能会引发食物中毒,又被称为组胺中毒。组胺中毒大多发生在已经腐败的鲭鱼、鲣鱼、鲔鱼等鲭科鱼类,所以又叫做鲭科鱼类中毒,但秋刀鱼、沙丁鱼等非鲭科鱼类也会发生此类中毒。

鲭科鱼(又被称为红肉鱼)的游离组胺酸含量高,一旦新鲜度保持不良,就会受到细菌作用继而转变为组胺。鲭科鱼类在高于 15 摄氏度以上的环境中，就常会造成鱼表面或肠内细菌的大量繁殖，并将鱼肉中的组胺酸转变成组胺，在 24 小时之内就会产生足以引起中毒的组胺含量。因为这种转变的发生在腐败初期无法通过外观或者气味来识别，所以鲭科鱼类自捕捉后到进食前应该一直保持在低温状态。组胺对热稳定，因此就不容易以加热方式加以破坏，一旦产生就不容易除去。烹煮可以杀死细菌，却无法消除组胺。

组胺中毒的症状通常在食用数分钟至 4 小时以内出现，通常表现为面部与口腔泛红、荨麻疹、身体发痒、呕吐、腹泻、心悸、呼吸困难、四肢麻木等症状。

预防组胺中毒的方法，就是控制温度，防止鱼肉产生组胺。在购买鱼类时，最好选择在信誉良好的店铺购买。鱼肉应该自捕捉之后就始终保持在低温冷冻状态。渔业从业人员在捕获鱼类后就应立刻以冷冻设备储存。售卖鱼肉的店铺，应保持环境清洁，并用经符合饮用水标准的清水清洗鱼类，并在低温下存放鱼肉，并尽可能减少鱼肉与人员的接触和减少鱼肉与地面接触的机会。消费者在购买鱼类之后，如果没有立刻烹煮，要迅速冷冻或以低温存放鱼类。在处理鱼类时，应先去除鱼的内脏（鱼类内脏的组胺含量最高），并尽量在处理过程中把鱼保持在低温状态。

4.1.2　常见的可引发食源性疾病的高危险食物

任何食物都是潜在的有危险的食物，但有些食物比另外一些更容易引起食源性疾病，具有更高危险。例如，蔬菜瓜果更容易受到病原性大肠杆菌的污染。大肠杆菌一般来自牛粪，大部分病原性大肠杆菌感染都与食物或水被牛粪污染有关。蔬菜瓜果若是受到污染，极有可能是因为曾被放在有牛或其他动物出没的地上，还有可能是因为在种植过程中使用了以动物粪便制成的肥料，或者是在运载过程中被放置在受到污染的容器里。小孩、孕妇、老人、慢性病人，对于这些高危险食物要小心食用，以免造成严重的疾病。以下是有可能引发食源性疾病的高危险食物。

4.1 常见的可引发食源性疾病的原因

生鲜的肉类、鱼类、蛋类 生鲜的肉类如鸡肉、牛肉、猪肉可能会含有曲状杆菌、沙门氏菌、病原性大肠杆菌。因此，生鲜肉类最好经彻底烹煮之后才能进食。生鲜的蛋类可能会含有沙门氏菌，鱼类和贝壳类食品有可能含有肠炎弧菌、甲肝病毒、霍乱弧菌，所以生鲜蛋类、鱼类、贝壳类食品最好在彻底加热烹煮之后再食用。

熟食店的即食肉类 熟食店供应的即食肉类若是在食物加工过程中未经彻底加热烹煮，就会导致一些致病细菌（如沙门氏菌）滋长繁殖或产生毒素。若是能将熟食店的即食肉类经充分加热烹煮后再进食，就可以减低罹患食源性疾病的几率。

新鲜的芽菜 生鲜或未经加热烹煮的芽菜，如豆芽、苜蓿芽等，在生产过程中若是处理不当就会导致病菌（如病原性大肠杆菌）大量繁殖或产生毒素，继而引发食源性疾病。这些新鲜的芽菜最好在充分加热烹煮之后再进食。

未经充分烹煮的贝壳类水产品 贝壳类水产品，如蛤蜊、生蚝、青口、带子等生长的水域可能会含有甲肝病毒、肠炎弧菌或霍乱弧菌，贝壳类的形状结构为这些病菌病毒提供了有利的繁殖条件，所以贝壳类水产品最好在充分加热烹煮之后才可安全食用。

未经杀菌处理的果汁 因饮用果汁的食源性疾病病例，大部分都涉及未经杀菌处理的果汁。藏匿在果汁中的致病微生物包括大肠杆菌、沙门氏菌、隐孢子虫、诺罗病毒、甲肝病毒等，所以最好不要饮用未经杀菌处理的果汁。

搁置过久的已熟米饭 已经煮熟的米饭若是在常温放置过久，就可能会导致产生大量的仙人掌杆菌毒素。许多仙人掌杆菌毒素中毒病例都涉及亚洲炒饭。已煮熟的米饭在常温下最好不超过2小时。已煮熟的米饭若是不能即食享用，最好放置在宽浅的容器里，尽快放凉，然后立即存放在 4 摄氏度以下的冰箱冷藏层中；即使存放在冷藏层中最好不要超过 2 天，超过 2 天时应该存放在冷冻层中。

生食蔬菜水果　新鲜的蔬菜水果为我们提供我们许多营养物质，但许多食物中毒都涉及生食的新鲜蔬菜水果。新鲜的蔬菜水果可能曾受到含有致病微生物的灌溉用水的污染，也可能因泥土、肥料、野生动物或飞鸟而遭到污染，或者可能是由于准备食物者卫生不良而受到污染。

为了安全进食新鲜蔬菜水果，最好在食用前先去掉蔬菜水果表面的污垢、去掉破损的部分，然后用流动的安全的水彻底清洗蔬菜和水果，这样可以将一部分致病原冲洗掉，冲洗掉之后最好去皮之后再食用。

另外，在购买、存放和处理蔬菜水果时，切记要将它们和生鲜的肉类海产品等分开存放和处理，以避免生肉的汁水将病菌病毒传播到即食的蔬菜水果上面。在准备食物时，切勿使用同一块案板同时处理蔬菜水果和生鲜肉类。针对生长于泥土表面的蔬菜如卷心菜等，最好将最外面的菜叶丢弃掉，因为这些菜叶很可能已经受到致病原的污染。新鲜的蔬菜和水果在已经去皮和切开之后，要立刻放置在冰箱里存放，放置在室温条件下超过两小时以上的已经去皮和切开的蔬菜水果最好丢弃掉。

4.1.3　常见的可引发食源性疾病的高危险行为

下列是导致致病微生物快速繁殖的高危险行为：(1) 冷却措施不妥，即不能在 2 小时之内将食物迅速冷却；(2) 已经加热烹煮的食品在进食前保温不充分，食品在被加热烹煮之后和到进食之前应确保食物一直保持在 60 摄氏度以上；(3) 重新加热不充分，已经加热烹煮的食物没有在 2 小时之内重新迅速加热到 74 摄氏度以上。

下列是导致致病原可以继续存活的高危险行为：(1) 没有经充分加热烹煮，没有将高危险食物烹煮到一定的温度；(2) 消毒不当，没有使用充足的化学品或以加热的方式杀死碗盘、厨具和设备上的致病微生物。

下列是导致食物受到致病原污染的高危险行为:(1)准备食物者卫生状况不佳,在接触食物时、在接触与食物有关的设备时没有彻底洗手;(2)准备食物者生病后还继续准备食物,有些疾病如志贺氏杆菌痢疾会因准备食物者传播给所有进食的人;(3)交叉污染,即食食物和生鲜食物相接触或即食食物与被污染的设备相接触,继而造成交叉污染;(4)使用被污染的食物或配料,使用未经检验或来源不可靠的贝壳类水产品或未经检验的或来源不可靠的肉类或肉制品;(5)用金属容器储存酸性食物。

4.2 居家饮食卫生

4.2.1 存放食物的卫生原则

任何食物都有可能会含有致病微生物,无论是我们自己种植的,还是从店铺里买来的。即使面对受到致病原污染的食物,我们也无法从外观上看出来、也闻不出来,甚至都品尝不出来。这些致病原可能就藏匿在食物的里面,也可能就在表面上。如果我们存放食物和处理食物时没有遵循卫生的原则,就可能导致食物受到污染,污染源可能是人、宠物、虫鼠、设备器具的表面或其他的已被污染的食物和水。人们总是倾向于认为只有在餐馆吃饭时才可能会造成疾病,但实际上许多食源性疾病病例发生在家庭里面,因此居家饮食卫生至关重要。

在居家环境中,为了减低食物受到污染的几率,存放食物的场所必须确保没有污垢、没有虫鼠侵袭的迹象,确保通风换气良好,并经常保持干燥。

为了避免食品受到化学品等的污染,食品和非食物物品要分开存放。干货食品应存放在专用的食品柜中。非食物物品(尤其是化学品)不应该与食品存放在相同的柜子里。含有化学品的用品(如清洗剂、杀虫剂、驱虫剂、消毒剂等)应该单独存放在专门的化学品储存柜。

为了避免招惹虫鼠,存放干货食品的食品柜需要定期进行清洁和消毒。食品柜的里里外外不应有任何食物碎屑或任何不洁的物质。一般存放于食品柜的干货食品包括未曾开启的罐头、未曾开启的调味品、挂面、干豆等。未加包装的谷物应该先放在可密封的食物容器里，然后再放在柜中或抽屉里。在取用食物时应采取先入先出的原则。并且，存放食物的位置必须离地面至少 30 厘米。

高危险食物不应存放在 4～60 摄氏度之间。需要冷藏的食物需要在置放在 4 摄氏度以下的冰箱冷藏层里；需要冷冻的食物则需要置放在零下 18 摄氏度以下的冷冻层里。

已开启的罐头、酱油等调味品应该在冰箱里存放，而不应该置放在室温下。

4.2.2　准备食物的卫生原则

准备食物的卫生原则大致包括以下内容。

彻底加热烹煮食物　加热烹煮食物不单单是为了让食物更美味，而且是为了杀死食物中的致病微生物。正确的加热烹煮方法是预防食物中毒的重要手段之一。加热烹煮并不能杀死掉食物中所有的致病原，比如有些细菌的芽孢就非常耐高温，普通的加热烹煮就无法杀死掉细菌的芽孢。在适宜条件下，加热烹煮过程还能让芽孢重新活跃起来，并在随后的冷却期间快速生长繁殖。但是，正确的加热烹煮方法可以将致病原降低到一个安全的数量，以此减低罹患食源性传染病的几率。

生鲜肉类必须经彻底加热烹煮后才能安全食用。如果是采取爆炒的方式，要确保食物的所有部分必都需在 75 摄氏度的温度持续加热至少 15 秒；如果是采取烘烤的方式，要确保食物的中心必须在 70 摄氏度加热至少持续 2 分钟。用较低温度把食物加热较长的一段时间也可以达到相同的效果。爆炒和微波炉烹煮的缺点是受热不均，所以需要格外小心，要不停地反复翻炒和翻动，才能达到杀死致病原的目的。

食物经加热烹煮后应尽快食用，避免在室温下长期存放。如果食

4.2 居家饮食卫生

物不立即食用,应持续保温在60摄氏度以上;如果需要短期储存,应该采取快速冷却的方式将食物尽快降低到4摄氏度,然后置放在在冰箱的冷藏层里。冰箱冷藏层的温度应设置在4摄氏度以下。即使存放在冰箱冷藏层,也不可超过两天,若超过两天以上需要在冷冻层保存(冷冻层温度一般设施在零下18摄氏度以下)。

经烹煮后的食物仍可能含有病菌的芽孢。病菌的芽孢即使经过普通的加热烹煮后仍然能保持完好无损,病菌所分泌的毒素更是无法用普通的加热烹煮方式来杀死。经烹煮后的食物还可能在烹煮之后受到交叉污染,例如受到生肉汁水的污染。

病菌经常能够在经烹煮后的食物的冷却期间迅速繁殖。因此,对于已经烹煮的食物,若未经食用,或仍有剩余的话,应该快速地将食物温度从60摄氏度降到4摄氏度,以便放入冰箱冷藏层存放。快速冷却的方法可以是先将食物分为若干份,如将大块肉类切成小块,以缩小食物的体积,并且放置在宽浅的容器里进行迅速冷却。冷却食物的时间过长,是导致食源性疾病的主要原因之一。在过长的冷却期间,耐热的芽孢可以迅速生长为病菌和开始繁殖,很快就可以达到足以致人生病的数目和产生毒素。如果食物能迅速散热和冷却,就可以大幅减低病菌繁殖至危险水平的几率。

对于剩余的经烹煮后的食物,如果需要重新加热,应该在尽短的时间内迅速地加热到75摄氏度以上。迅速地重新加热可以缩减食物处于危险温度范围的时间,以降低病菌在重新加热过程中繁殖的几率。4~60摄氏度的温度范围被认为是存放食物的危险温度范围。因为在这个温度范围内,微生物可以迅速繁殖,在低于4摄氏度以下的低温条件下,微生物的生长速度就放缓,在高于60摄氏度的温度下,多数引发食源性疾病的微生物会死亡。

已经重新加热过的食物若是还有剩余,应该丢弃掉。病菌在已经烹煮的食物中繁殖的可能性比在未烹煮的食物中繁殖的可能性还要大,因为导致食物腐坏的细菌会在未曾烹煮的食物中与致病菌相竞争,继而抑制病菌的繁殖;一旦这些细菌在烹煮过程中被杀死掉,如果被煮熟的食物再受污染,加上温度控制不当,就更容易迅速生长繁殖和产生毒素。剩余的经烹煮过的食物如果没有经过适当的冷却程序，或者在冰箱冷藏期间存放不当，有可能受到交叉污染，那么即使重新加热也无法确保食物的安全。

温度控制 大多数微生物在 4～60 摄氏度之温度范围内可以迅速生长和繁殖，所以这个温度范围被称为危险温度范围。大多细菌的繁殖速度在 4 摄氏度以下和 60 摄氏度以上会减慢，甚至停止。但是，大多细菌能够在低温存活，并依然能在之后的适宜条件下重新开始繁殖，有些细菌还能迅速繁殖并产生毒素。有潜在危险的食物若是在室温下搁置过久，致病原就会在食物中迅速大量繁殖，很快就能达到可能会致人生病的危险水平。因此，为了抑制致病微生物的迅速大量繁殖而影响食物安全，有潜在危险的食物不应该存放在这个温度范围，而是必须保存在 4 摄氏度以下或 60 摄氏度以上。将食物放在冰箱的冷冻层进行冷冻，有助于延长食物的保鲜期，但是冷冻并不能杀死致病微生物。

解冻食物不当可能会导致病菌的数量迅速增殖至危险水平，还可能导致产生毒素。在室温下解冻食物是高危险行为，因为在室温下可能造成食物中潜在的致病原滋生和繁殖和产生毒素，而一般的烹煮方式无法杀死毒素。因此，在解冻食物时，可以根据需要提前一到两天将食物从冷冻层中取出，然后放入冰箱的冷藏层。这样食物不但可以解冻，还可以确保不会造成繁殖和产生毒素。

冰箱的冷藏层的温度应该设置在 1～4 摄氏度，冷冻层的温度应该设置在零下 18 摄氏度。为了确保饮食安全，可以用温度计来测试冰箱里面各处的温度。置放在冷藏层的已经烹煮后的食物不应该超过两天。冷藏的目的只是降低致病原繁殖的速度，但却不能完全抑制致病原的繁殖。一般来说，细菌在零下 18 摄氏度就会停止繁殖，但冷冻并不能杀死掉细菌。置放在冰箱冷藏层里的食物还可能会生长霉菌。霉菌非常容易在空气中四散，经常从一处食物散播到其他食物上面，所以一旦发现霉菌，必须立刻丢弃冰箱里的所有食物。冰箱里还应避免放置过多食物，以保持充分的空气流通。

4.2 居家饮食卫生

防止食物受到污染和交叉污染 交叉污染是指导致食源性疾病的致病原从一食物（通常是未经烹煮的食物）传播到另一食物。交叉染是导致食物中毒的主要原因之一。

导致交叉污染的因素很多，而且常常是因疏忽而造成。例如让含有致病原的生鲜食物接触到即食食物，就直接将致病原传播到即食食物。另外，手、设备、案台表面、洗碗池、刀具、案板、厨用抹布、其他会跟食物相接触的用具都有可能将致病原间接地传播给即食食物。如果准备食物者是致病原的携带者，也可能将其携带的致病原传播到即食食物上。所以准备食物者应该经常保持良好的个人卫生习惯。

为了预防食源性疾病，在准备食物过程中所能采取的防范措施如下：（1）病菌病毒感染者应该避免准备食物；（2）所有食物和调味品要存放在可密封的容器之内；（3）未经烹煮或未经处理的食物应该与即食食物分开存放；（4）水果和蔬菜应该先用流动的安全的水彻底清洗、冲掉污泥和削去破损部分，然后才可切开、烹煮或直接食用；（5）确保案台和洗碗池在准备食物之前的清洁卫生，在处理食物之后也应该立刻清洗干净，尤其是在处理生肉之后立刻清洗和以沸水消毒，并且经常保持干燥；（6）与食物接触的所有表面，如容器、盛具、餐具、煮食用具和厨用抹布等在准备食物前后必须彻底清洗干净，必要时用沸水消毒，并且经常保持干燥，木筷竹筷和木铲竹铲尤其要注意保持干燥，否则会容易发霉，应确保已经用过的抹布在彻底清洗干净之前不再接触即食食物；（7）在冰箱里存放即食食物时，即食食物应该放在生鲜肉类鱼类产品的上面，生鲜肉类鱼类应该放在最下面，以免汁水污染其他食物；生食和熟食食物要分开存放；已煮熟的食物要盖好之后再放在冰箱里；（8）切勿用同一块案板同时处理生鲜肉类鱼类和新鲜的蔬菜水果；（9）在处理高危险的生鲜食物之后和在处理即食食物之前要彻底洗手，经常保持手部清洁；准备食物者在准备食物时应该确保头发或体液等不会进入食物，若是生病就必须停止准备食物，若是手上有伤口，应该用防水敷料覆盖住伤口；（10）经常保持厨房的环境卫生，防止垃圾和虫鼠污染食物。

用安全的水和安全的原料来烹煮食物　如果不能确保水质的安全,可以将水煮沸 10 分钟,杀死掉水里大多的致病原,以得到安全的水。准备食物时,在清洗蔬菜水果、烹煮食物、清洗厨具餐具、洗手时都必须使用流动的安全的水。

选购食物时应该从信誉良好的干净卫生的可靠店铺购买。在购买鲜肉时,若发现鲜肉的颜色变成棕色、紫色、黑色或绿色,或带有斑蚊或发粘发干或散发出强烈气味,就说明肉类可疑。在购买鲜鱼时,鲜鱼不应散发出难闻气味,鱼眼应清澈,鱼鳃应呈鲜红色,鱼肉应有弹性。在选购鸡蛋时,由于细菌常藏在鸡蛋内部,通过清洗鸡蛋外表则无法确保鸡蛋安全。鸡蛋应在冰箱冷藏层里冷藏。在购买新鲜蔬菜水果后,食用前要先除去破损部分,并冲洗干净,经削皮之后方可安全食用。购买奶类和果汁类时,要选择经过杀菌处理的产品。

新鲜蔬菜和水果的安全处理方法　食源性疾病经常涉及新鲜蔬菜和水果。新鲜蔬菜和水果可以通过许多种途径受到污染,包括因污水灌溉、因含有病毒病毒的土壤、因肥料、因野生动物或鸟类、因盛装容器或因制备食物的工作人员或食用者自己被污染的双手。小孩、长者、慢性病人、孕妇等尤其要注重采取卫生的措施来确保免于经食用新鲜蔬菜和水果而造成食源性疾病。

相关的安全措施如下:(1)在购买和存放新鲜蔬菜和水果时,要同肉类、鱼类等未经烹煮的食物分开放置,以免让生肉汁水污染新鲜蔬菜和水果;(2)将新鲜蔬菜和水果受到压损的部分切掉,已腐烂的新鲜蔬菜和水果必须丢弃;(3)彻底清洗新鲜蔬菜和水果,将新鲜蔬菜和水果在流动的水中猛力晃动和彻底冲洗,以降低感染食源性疾病的几率,因为肮脏的蔬菜水果更易藏匿着病原微生物;(4)有硬皮的新鲜蔬菜和水果应先经洗涤,然后再剥去果皮,这类新鲜蔬菜和水果包括菠萝、蜜瓜、橙子、南瓜、黄瓜、番茄等,虽然果皮和表皮能保护水果和蔬菜,但若是果皮和表皮破损,就更容易制造给病菌病毒在里面滋生和繁殖的机会;对于表面坚实粗糙的新鲜蔬菜和水果如马铃薯等,要使用食品清洁刷来擦洗干净,然后再切开;对于生长在泥土

4.2 居家饮食卫生

中或接近泥土表面的叶类蔬菜如西洋菜、卷心菜等,要先丢弃掉最外面的菜叶,因为这些外面的叶子可能已经受到污染;(5)厨房中最好准备两块案板,专设一块为处理蔬菜水果类食物,另一块专设为处理生肉类,若是没有两块案板,在制备生肉后要用热水和洗洁精彻底清洗砧板,然后用清水彻底冲洗干净后,并以沸水消毒后才能用来处理新鲜蔬菜和水果、即食食物;(6)新鲜蔬菜和水果经去皮、切细或煮熟后,应尽快放置在冰箱冷藏层中存放;(7)未经煮熟的芽苗类食物如豆芽、苜蓿芽等,需要以沸水烫过之后才能进食。

准备食物时的其他注意事项 食源性疾病可以通过人与人之间的接触传播,因此在护理患病的家人时,若是没有采取妥当的措施,也会导致染病。食源性疾病患者在患病期间以及症状消失48小时内尽量不要准备食物。如果不得不准备食物,要先彻底以清水和肥皂洗手,并在准备过程中也多洗手,以避免将致病原传染给家人。

在准备食物过程中,若是咳嗽或打喷嚏,应佩戴口罩,若是受伤有伤口,应佩戴手套,并经常更换。

患有甲肝或者有腹泻、呕吐、发烧、皮疹、眼、耳、鼻有渗出物,或其他皮肤疾病如疥疮或伤口时,最好不要准备食物。若是必须准备食物,应该佩戴防护用品。

4.2.3 用餐卫生的原则

为了避免幽门杆菌等许多经口水传播的传染病,用餐时,即使在家人之间也应该避免共用餐具和饮水杯。更需注意的是,成人绝不应该以咬碎食物来喂哺婴幼儿。

以下是一般用餐卫生的原则:(1)保持手部卫生;(2)保持餐具清洁;(3)避免接触他人的口水;(4)用餐之后要刷牙和用牙线。

参考资料:

- 关于美国联邦食品药物管理署的内容:
  http://www.fda.gov/Food/default.htm

- 关于澳洲和新西兰食品管理的内容:
  http://www.foodstandards.gov.au/Pages/default.aspx
  http://www.hc-sc.gc.ca/ahc-asc/branch-dirgen/hpfb-dgpsa/fd-da/bfriia-braaii/interagenc-eng.php

- 关于美国疾病管制署关于食源性传染病的内容:
  http://www.cdc.gov/foodsafety/

第 5 章　病媒控制和动物管制

　　许多传染病通过病媒传播，这些病媒包括蚊、蝇、蜱、蚤、螨、虱、鼠等。蚊、蝇、蜱、蚤、螨、虱等可以通过叮咬吸血将病媒传染病传播给人类。鼠疫、乙型脑炎、登革热、斑疹伤寒、西尼罗病、莱姆病、汉他病毒感染等都是病媒传染病。除了叮咬外，病媒还可以以其他方式传播病媒传染病。疥螨在人体皮肤组织内寄生而引起疥疮。蝇虫常传播志贺氏杆菌痢疾和阿米巴痢疾。鼠类是多种致病微生物的宿主。鼠尿、鼠粪都会传播疾病，鼠类身上的寄生虫（如鼠蚤、鼠蜱、鼠螨）还会间接引起许多传染病。许多病媒传染病是人畜共通传染病，可以从动物传染给人类。

　　病媒传染病的大流行常发生在雨量充沛的雨季或是在洪水之后。病媒传传染病是所有传染病中最复杂、最难以预防和最难以控制的传染病。蚊、蚤、蜱、螨等病媒的生活习惯非常难以预测，它们传播的致病原既能感染动物又能感染人类，于是就更加复杂。因此，在病媒袭击我们之前，我们就要采取防范措施，断绝虫鼠的食物来源，避免给它们提供滋生和繁殖的场所和栖息地，以达到减低罹患病媒传染病的几率的目的。

　　针对病媒控制，下面是一些经过去的成功经验所证明的切实可行的方法和手段：(1) 经常对病媒进行监测；(2) 经常获取关于病媒传染病的知识和信息，了解如何避免叮咬的方法；(3) 进行环境控制，断绝病媒的食物来源、滋生源和栖息地，通过选用防虫鼠的建筑材料，将病媒阻止在居家之外；(4) 良好的个人卫生习惯，如采取防护措施以避免被病媒叮咬和寄生；(5) 捕杀虫鼠，或以机械物理法捕杀虫鼠如用烫、蒸、烧来杀死虱蚤等，或以生物性手段如用稻田养鱼等减灭蚊虫，或以杀虫剂、杀鼠药等来杀死病媒。

5.1 蝇虫控制

5.1.1 蝇虫的危害

蝇虫（苍蝇）可以传播许多传染病，包括志贺氏杆菌痢疾、阿米巴痢疾、霍乱、蛔虫病、丝虫病、黑热病、蝇蛆病、红眼病、沙眼、甲肝，以及其他多种肠道传染病。蝇虫经常将致病微生物携带在身体上，然后再去污染食物、水、环境，继而将致病微生物传播给人类。在环境卫生较差的地区，个人卫生习惯也较差，尤其在缺乏卫生基础设施的地区，人类和动物的粪便因为不能得到妥当的处理，垃圾（尤其是会腐烂变质的有机物垃圾）经常倾倒堆置在街上，这样的地区往往就成为大量蝇虫的滋生地。大量蝇类的出现是该地区卫生不良的典型特征。在环境卫生不良的地区，经病媒蝇传播的传染病就盛行不止。在所有病媒中，蝇类对食品安全构成的威胁最大。

5.1.2 蝇虫的生态习性

蝇虫的种类很多，直接与人类日常生活关系较为密切的是家蝇、果蝇和绿蝇。蝇虫的生活史包括虫卵、幼虫（蛆）、蛹和成虫四个阶段。

蝇虫喜欢吃人和动物的粪便、腐烂的食品、脓血、痰液、垃圾、人类的饭菜。蝇虫不能咀嚼食物，所以在取食时就经常先将唾液和消化液吐在食物上将食物进行溶解后再食用。蝇虫喜欢一边取食、一边排粪，又一边扇动着翅膀，因此其体内和体表所携带的多种致病微生物就特别容易感染人类的食物和餐具，从而引发肠道传染病。

家蝇喜欢在腐败的有机物中产卵，包括人类或动物的粪便中、腐败的水果中、恶臭的垃圾中、泥土和垃圾的混合物中。家蝇的幼虫就在这些腐败的垃圾和肮脏的地方生长。家蝇的成虫喜欢在白天活动，在夜里通常栖息在植物的枝叶、电线等处。家蝇喜欢腥臭味，只要有臭味的地方就能招引来家蝇。

果蝇比家蝇小，熟透的水果、蔬菜、潮湿腐败的有机物是果蝇产卵的地方。果蝇的虫卵、幼虫、蛹常生活在水果果皮上，因为太小不

5.1 蝇虫控制

易为人所察觉，就经常在温暖的季节里跟随着水果而进入室内，随后几天内就能在室内发展为果蝇的成虫。果蝇的幼虫需要在潮湿和腐败的物质上才能发育成熟。一只雌性的果蝇可以产卵数百只，所以一旦进入室内，在卫生不良的条件下就立刻出现大批果蝇。

绿蝇的幼虫常生活在腐败的有机物中。绿蝇的成虫喜欢生活在室外活动，经常徜徉于市场的鱼、肉、水果摊或即食的食物上。绿蝇有时也会飞入室内，晚上就栖息在室外的杂草或树叶上。绿蝇是杂食性昆虫，喜食人类和动物的粪便、脓血、痰液、腥臭腐烂的食物、人类的饭菜、瓜果、糖类、牛奶等。

5.1.3 蝇虫控制的策略和方法

保持居家卫生，尤其是厨房卫生，将厨余垃圾加以妥当的处理，是控制蝇虫关键。整洁干净的居家环境，就可以断绝蝇虫的食物和水的来源，就可以避免给蝇虫提供滋生的环境，就可以减低罹患经病媒蝇传播的传染病的几率。

断绝蝇虫的食物来源和消除滋生源　居家内外的腐败有机物必须立刻清除或掩埋，尤其是在任何时候都不要堆积腐烂的水果蔬菜。垃圾必须妥善地放置在能密封的垃圾桶里。垃圾桶的外侧和底侧若是沾有肮脏的东西，就会招引蝇虫，所以垃圾桶的里里外外要经常进行彻底的清洗和消毒。垃圾桶所临近的地面、墙壁、天花板等处要进行彻底的清洗和消毒，不应该有任何食物碎屑、污渍、油渍等。居家环境里（尤其是厨房里）任何处所有腐败潮湿的有机物，都有可能招致苍蝇，所以厨房所有器具、柜橱、设备的下方和后方都要细心清洁，确保没有食物碎屑等有机物。地面上的所有裂缝和罅隙都要尽量修补，并彻底清洁。这些微小的空间就足以隐藏数千只苍蝇幼虫。外部环境的卫生也至关重要，因为苍蝇很可能来自附近肮脏的垃圾桶和户外垃圾箱等。

居家周围的腐败有机物必须立刻清除或掩埋，切勿堆积腐烂的水果、蔬菜、动物尸体、动物内脏或割除后的杂草等。家畜的栏舍须每日清洗，家畜的排泄物每周应清理一到两次。户外垃圾必须掩埋或密封加盖，并尽快清运。若是居家周围有农田、花圃、果园，在施用鸡粪等有机肥或腐殖质时，表面必须覆土5厘米以上，以免蝇类滋生。厨房垃圾不可倒入水沟内，应妥善包扎，并投入密封垃圾桶里，且尽快清除。

排水系统的维护和清理至关重要。排水系统不应有任何可能吸引苍蝇或为苍蝇提供繁殖条件的堆积物。高温潮湿也利于苍蝇生长，所以厨房要确保没有潮湿的地方，并经常保持干燥。改善排水系统有助于控制苍蝇，因为如果下水道堵塞，蝇类就获得有利于繁殖的潮湿环境。因此应保持排水系统畅通，并经常清理。

安装防蝇设施，以防止蝇类进入室内　控制蝇类，还需要安装防蝇设施。不但要安装纱窗、纱门，在屋顶通风设施和其他开口处须安装防护网。

捕杀蝇类　一旦居家里出现了蝇类，就需要使用蝇类诱捕器。一般市面上的电子诱捕器有两种，都是利用紫外线来吸引蝇类。其中一种使用电网消灭蝇类，另一种则仅是吸引蝇类，并用安装在诱捕器低端的粘蝇纸捕捉蝇类。

最好不要使用灭蝇灯。因为一旦蝇虫被电死，其身体碎屑会随着空气飘散，落在食物上，可能会对食物安全造成威胁，而且空气中所漂浮着的致病微生物对人类健康也会造成威胁。

在正确的地方安装蝇类诱捕器非常重要。如果在室外，要安装在能吸引蝇类远离厨房的地方。如果在室内，一定要确保从室外看不到该诱捕器。如果蝇类能从室外看到诱捕器，它们反而有可能被吸引到居家环境中。

若有蝇类滋扰侵入室内，可用蝇拍、粘蝇纸或捕蝇灯扑杀。若是能降低室内光线，蝇类则不易侵入，侵入者就自然会离去；或者在窗上或纱门上喷洒杀虫剂，可以杀死栖息的蝇类。杀虫剂也可以喷洒在天花板、梁柱、电线，可以扑灭夜间栖息的蝇类。一般室外可使用有机磷杀虫剂，室内用合成菊酯杀虫剂。

5.2 蚊虫控制

5.2.1 蚊虫的危害

蚊虫的种类很多，其中病媒蚊包括按蚊、库蚊、斑蚊等。因蚊虫叮咬而造成的传染病，包括疟疾、登革热、黄热病、日本脑炎、丝虫病、西尼罗病毒感染等。一般只有雌蚊才会传播疾病。雌蚊先去叮咬感染了致病原的人或动物，然后再去叮咬他人，就可以造成致病原的传播和蔓延。

5.2.2 蚊虫的生态习性

蚊虫的生活史包括虫卵、幼虫、蛹和成虫四个阶段。幼虫在中文里又被称为孑孓。雌蚊经交配和吸血后，在水中产卵。蚊虫的虫卵、幼虫、蛹都需要在水中生活。

按蚊在清水中滋生，库蚊在污水中滋生，斑蚊在雨后积水的容器内滋生。按蚊和库蚊叮咬的高峰时刻在日出后1~2小时，和日落前2~3小时，斑蚊则多在白天进行吸血活动。蚊虫的季节消长跟温度、湿度和雨量有密切的关系。在流水中滋生的蚊虫在雨季前后数量大增。

病媒蚊滋生于任何积水处，包括积水容器，如水桶、花瓶、花盆地盘、陶器、水桶、室外的所有可积水的瓶瓶罐罐、废旧轮胎等，也可以是冰箱底盘、饮水机底盘、烘干机的底盘等处，可以是户外的树洞、竹筒、植物枝叶积水处、水稻田、沟渠、池塘、湿地、淤泥、缓流的小溪、化粪池附近等。

5.2.3 蚊虫控制的策略和方法

清除蚊虫滋生源和栖息地 通过环境控制来清除蚊虫滋生源和栖息地是控制蚊虫的重要方法。蚊虫的幼虫喜欢生长在不流动的水中，所以像花盆、水盘、水桶、其他积水的容器等，要经常将水清除干净。不用的积水容器应清除掩埋，暂时不用的应倒置或覆盖。冰箱底盘要经常刷洗并保持干燥。地下室若有积水要立即抽除。在室外凹陷的地方要填平，以防积水。

清除居家周围附近的杂草、灌木丛，以避免蚊虫藏匿，拆除不必要的棚架、竹篱等，就可以减少蚊虫的栖息地。清除居家周围附近的污泥、青苔，和疏通沟渠让水流畅通非常重要。清除室内和室外的垃圾和杂物也非常重要。

在水池、水田、水塘内放养鱼类是对蚊虫进行控制的生态方法。鱼类可以吃食蚊虫。水池、水田、水塘要进行定期放水，或者定期施用杀虫剂。

不让蚊虫进入室内　居家应加装细孔纱窗纱门，并经常检查修补。室内可以点燃蚊香驱蚊，或放置有趋光性的捕蚊灯。

以杀虫剂灭蚊　病媒蚊的幼虫灭杀方法和成虫灭杀方法有所不同。在病媒蚊传染病的流行区或经常发生的区域，针对幼虫，清除病媒蚊滋生源，宜用粒剂或块剂，施用残效喷洒法，施用残效期稍长的药剂，反复进行，直到病媒蚊传染病的传播中断为止。针对成虫防治，在有病媒蚊传染病发生的区域，需要喷洒杀虫剂。杀灭飞虫如蚊、蝇时，宜使用细粒、微粒、烟雾或超低容量法，使用的药剂，采用低毒性、残毒期短的药剂如合成菊酯类，或低毒性有机磷杀虫剂。

个人防护措施　蚊虫喜欢阴凉的地方，特别是茂盛的树木和草地，所以到户外公共场所的树荫、草丛、凉亭等阴暗地方的时候，最好穿白色或浅色的长袖衣服和长裤，在手、脸等皮肤裸露处涂抹防蚊剂。

日间夜里，除了随时关好纱窗纱门以外，睡觉时要使用蚊帐。夜间若有蚊虫，在病媒蚊传染病盛行期间，还可以使用蚊香，或在较暗处放置捕蚊灯，但放置捕蚊灯时要主意避免危害人体健康。

若是居住在有日本脑炎流行的区域，还需要注射日本脑炎疫苗。

5.3 鼠类控制

5.3.1 鼠类的危害

鼠类喜欢靠近人类生存，并且极易大量繁殖，是许多致病原的宿主、携带者、传播者。因此，在居家环境中、在餐馆、在住宅、办公楼等处，有鼠类出没是严重的健康隐患。鼠类造成的疾病包括鼠疫、斑疹伤寒、汉他病毒感染、立克次体病、钩端螺旋体病、脑膜炎、沙门氏菌感染、李斯特菌感染等。鼠类经常携带如蚤、虱、螨、蜱等多种病媒，传播多种传染病。鼠类碰触过的食物是被严重污染的食物，必须扔掉。

5.3.2 鼠类的生态习性

鼠类属于啮齿类动物。鼠类都喜欢啮咬器物，所以我们根据咬声和咬痕就可以来估计居家周围是否有鼠类。一般居家周围常见的鼠类包括家鼠（Mus musculus）、屋顶鼠（Rattus rattus）、褐大鼠（Ruttus norvegicus）。家鼠喜欢居住在箱内、盒内或破布堆中，屋顶鼠喜欢居住在天花板或阁楼中，褐大鼠则喜欢居住在水边沟渠中。

鼠类通常生活在靠近人类的地方，在居家内外，或者任何杂乱无章的地方。它们可以在户外生活，但当天气寒冷，它们就转到室内寻找藏身之处。鼠类平时藏匿在隐蔽处，一般在夜深人静的时候就外出活动。鼠类一般色盲，而且视力很差，一般看不到一米以外的物体。鼠类靠敏锐的听力和出色的嗅觉、味觉和触觉生存。因为视力差，所以鼠类一般从一处转移到另一处时通常喜欢紧靠着墙壁移动，因此它们经常经过的地方就会留下黑色光滑的足印，还会留下粒形粪便。我们可以利用这些足印确定老鼠曾经过过哪些地方。由于鼠类的行动主要依靠嗅觉和味觉，它们经常探索周围的环境，熟悉自己领域内的走道、障碍物、食物和水、藏身处以及其他物体的位置。从鼠类的巢穴到食物源，一般不会超过 10 米的地方。鼠类吃各种食物，但更喜欢吃谷物和坚果。鼠类喜欢湿润的食物，所以垃圾不但能提供给鼠类均衡的饮食还能满足鼠类的饮水需求。

5.3.3 鼠类控制的策略和方法

鼠类控制的策略基本上包括：不给鼠吃、不给鼠住、不给鼠进，以及设法杀死和驱逐鼠类。

断绝鼠类的食物和水的来源 通过环境控制来断绝鼠类的食物和水的来源，就是按照符合卫生的原则来存放食物和水，并以妥当的方式处置垃圾。

鼠类进入家中的目的主要是为了寻找食物和水。如果找不到食物和水，居家内外的鼠类数量就会大幅减少。因此，为了防止招引老鼠，就要将食物和水密闭存放。存放食物的容器应选择让鼠类无法啃咬的材料，如金属、玻璃等，以免招引鼠类来觅食。在清理泼洒出来的食物时，要经常检查地板上、设备后面和其他比较难以接触到的地方是否有食物碎屑。地面墙面等处要彻底清除食物碎屑和油渍。鼠类必须有水才能生存，所以要经常清除积水，并经常清理居家附近的水沟，以控制鼠类的数量。

存放不当的垃圾为老鼠提供了稳定的食物来源，所以垃圾桶应采用金属或光滑的硬塑胶材料，并要加装能密封的盖子。为了避免招引鼠类，任何时候都应该妥善处理垃圾，绝不应该将垃圾置于露天的场地，含有食物的垃圾不应隔夜置放。厨房餐饮用具用过之后应该尽快清洗干净。含有食物的垃圾应该妥善包扎并丢弃在密封有盖的垃圾桶里，并尽快清除，绝不应该将垃圾倒入附近水沟等。不要让垃圾在没有盖子的垃圾箱里过夜，不要使用无法密封的垃圾箱或有漏洞或裂缝的垃圾箱。垃圾须密封并尽快包妥清运。垃圾桶要每天彻底清洁干净。

断绝鼠类的栖身源 不给鼠住，就要避免在居家内外堆积杂物，以免提供给鼠类躲藏和寄居的处所。居家内部陈设应力求简单，并经

5.3 鼠类控制

常保持清洁。清除居家四周的草丛、灌木、干草或木材堆等，在居家周围修建绿篱，清除藤蔓和杂草。

卫生不佳和肮脏杂乱的居家环境，就会招致鼠类。居家环境要经常保持清洁有序。居家内外最好避免堆积杂物，如废弃建材和旧家具等。长时间闲置的装置设备，如无人使用的板条箱或纸箱，尤其是带抽屉、隔间或其他封闭空间的装置或设备，最好丢弃掉。不要在柜橱或人迹罕至的地方堆积杂物、废弃物、零碎东西，尤其是没有灯光或照明不佳的地方。定期清理室内环境，室内物品应摆放整齐。室内的装置、冰箱或烤箱等要紧贴墙壁，如果不能紧贴墙壁，就要安装在离墙壁有一定距离，可易于清洁。设备和地板之间不要保留空隙。闲置物品要摆放整齐，要留出足够的空间供人通行和清洁。

设法阻止鼠类进入室内　不给鼠进，就是封住居家住宅的所有空隙，以防止鼠类进入室内。一般居家的门窗需要安装有金属纱网，纱窗和纱门应牢固地安装在窗框和门框上。如果木制门窗被鼠类咬啮，还应加装铁片覆盖。避免门缝过大，并随时修补破损处。围墙缝隙及孔洞应以水泥封堵。室内墙壁、天花板、地板等不要留有缝隙。若有缝隙，一定要及时将围墙的缝隙或空洞用水泥封堵。

设法杀死和驱逐鼠类　门窗若出现啮咬痕迹，就需要检查是否遭到鼠类侵入。鼠粪、鼠迹、鼠穴通是室可以用来判断是否藏有鼠类，并选用适当的方式减灭和驱逐鼠类。

居家周围一旦出现鼠类，可以沿着墙壁、墙角或鼠类经常活动的路径，放置捕鼠笼、捕鼠夹、粘鼠板、毒饵等以捕杀鼠只，但务必要选择安全和隐蔽的处所，以保护儿童的安全。或选用毒饵进行灭鼠，或引入老鼠天敌（如猫）等。或在鼠道鼠穴处喷洒杀鼠药，以杀死和驱逐鼠类。

5.3.4　清理鼠类藏匿处所的要领

在清理鼠类藏匿处所时，要提高警觉，以避免被鼠类的排泄物或分泌物所感染而引致疾病。在扰乱老鼠巢穴（如很久未经使用的房屋、仓库或地下室等处）时，不要接触其排泄物和分泌物。以下是清理的一般步骤。

清理前的准备工作 在清理鼠类藏匿处所之前，要作如下准备工作：（1）要将门窗全部打开和开启排气扇，让空气流通；（2）佩戴防护用具如口罩、手套、护目镜、防护衣、防护鞋等，若是在汉他病毒流行区，还要佩戴高效滤网型口罩或呼吸器；（3）放置粘鼠板、毒鼠剂、捕鼠笼、捕鼠器；（4）先洒水，最好应将2%的漂白水小心地洒在可能受到污染的地面；（5）切勿直接使用扫帚或吸尘器清理鼠类的排泄物和分泌物或鼠类的巢穴，以避免引起尘土飞扬，而增加吸入病毒的几率；（6）废弃物应该消毒后再行丢弃；（7）废弃物所在地方应该进行彻底清洁和消毒。

处理鼠尸的步骤 妥当处理鼠尸至关重要。以下是正确处理鼠尸的一般步骤：（1）在处理鼠尸前，需要先佩戴乳胶手套、橡胶手套或塑胶手套；（2）在鼠尸上洒上稀释过的漂白水，等待消毒30分钟之后再行处理；（3）捡拾鼠尸，将鼠尸放置在双层塑料袋密封；（4）将含有鼠尸的废弃物放置于双层塑料袋里，然后再行焚烧或掩埋；（5）在清理完毕后脱掉手套前，应先用稀释过的漂白水浸泡消毒然后再脱掉手套；（6）脱掉手套后须及时有效洗手。

鼠类尿液和粪便的处理 在处理鼠类的尿液和粪便时，首先要提高警觉，在清洁被鼠类排泄物所污染的处所之前，先放置捕鼠器、粘鼠板、毒鼠剂等；并安装金属制纱窗纱门，以水泥和铁网等将内外墙破损处堵住，以防再有鼠类侵入。捕捉鼠类要持续进行一个星期。如果没有再发现鼠类行踪，再开始处理。如果怀疑衣物、器具、家居等被老鼠的排泄物污染，应该戴口罩和橡胶手套，用清洗剂清洗并晒干，并用稀释过的漂白水进行消毒。

5.4 跳蚤控制

5.4.1 跳蚤的危害

雌雄跳蚤都能叮人吸血。跳蚤能传播鼠疫和地方性斑疹伤寒，跳蚤还是丝虫的中间宿主，会感染猫、狗，还会感染人类。历史上曾经引发数千万人死亡的鼠疫就是经跳蚤而传播的。鼠疫是人畜共通传染病。鼠类对鼠疫杆菌大多具有免疫力，但鼠疫杆菌经跳蚤传播给人类，就可以导致人类的大量死亡。

5.4.2 跳蚤的生态习性

跳蚤的生活史包括虫卵、幼虫、蛹和成虫四个阶段。寄生在猫身上的跳蚤，名为猫蚤，但在狗身上也常会发现。寄生在鼠类身上的名为鼠蚤。跳蚤的散播跟跳蚤的宿主如猫、狗、鼠类等的活动有密切关系。雌蚤通常在宿主身上产卵，再随着宿主的移动而被带到各处。跳蚤幼虫不吸血，经常躲避在裂缝和罅隙里，或藏在地毯下面，尤其喜欢猫狗鼠栖息的地方。在猫狗经常活动的草坪上也常有有跳蚤幼虫滋生。成蚤会继续寻找宿主，因为寻找宿主就是寻找血源：即食物。跳蚤叮咬人和动物，并吸食人和动物的血。跳蚤体小，没有翅膀，但后腿发达，善于跳跃。

5.4.3 跳蚤控制的策略和方法

鼠类控制　详见上面内容。在灭杀跳蚤时，必须在灭杀鼠类之前或者同时进行，否则会因为鼠类减少时，寄生在鼠类身上的跳蚤会跳到人身上。灭杀鼠类，以免鼠类带来鼠蚤。

动物控制　防止流浪动物进入住家中和办公场所，要经常检查楼梯口旁、储藏室、仓库是否藏有猫窝或狗窝。空屋的门窗必须关闭，以免猫狗侵入匿居。

若家中有养宠物，要经常给宠物洗澡、剪毛，并经常给宠物除去跳蚤。切勿任由猫狗进出室内外，或与流浪猫狗接触。

注重环境卫生 经常保持居家环境的清洁，清除跳蚤滋生源。经常用吸尘器吸尘，尤其是在跳蚤的虫卵和幼虫最易躲藏的地板缝隙、地毯边缘、家具下面、宠物栖所。吸尘器内的垃圾必须用立刻清理，并用塑胶袋密封，妥善丢弃。若发现跳蚤侵入室内时，需要全面清扫，尤其宠物栖所附近，并将宠物所用的垫具彻底清洗或抛弃换新。

妥善清理户外垃圾，以免招引野猫和野狗栖息，清除野狗、野狗、及鼠类可能藏匿的隐蔽处。

杀死跳蚤 在鼠径或鼠穴入口处散布杀虫剂来杀死跳蚤。在地板缝隙、地毯上下全面喷洒杀虫剂。并用杀虫剂清洗宠物，彻底杀死寄生于宠物身上的跳蚤。

个人防护措施 在皮肤裸露部分涂抹驱虫剂。

5.5 蜱虫控制

5.5.1 蜱虫的危害

蜱虫又称壁虱，俗称"草爬子"、"狗豆子"、"黑脚虱"等。蜱虫传播的传染病包括多种斑疹热、莱姆病、森林脑炎。还有人因被蜱虫叮咬而致死的病例。

5.5.2 蜱虫的生态习性

蜱虫是吸食血液的寄生动物。昆虫一般都是 6 条腿，而蜱虫有 8 条腿。蜱虫的生活史一般包括虫卵、幼虫、若虫、成虫四个阶段。蜱虫分为软蜱和硬蜱两类。雌蜱虫在泥土上产卵，幼虫、若虫、雌雄成蜱都会吸血。硬蜱在宿主皮肤上叮刺吸血常需要数天或数周。软蜱仅在夜间活动吸血，在白天就藏匿在墙缝和巢穴中。

蜱虫主要靠宿主的活动而散播。成蜱常以鹿、野猪、黑熊等哺乳

5.5 蜱虫控制

动物为宿主，幼蜱和若蜱常寄生在鼠类和猫狗等小型哺乳动物身上。人类在接触这些动物后而遭到蜱虫叮咬就可能会导致疾病。蜱虫一般聚集在较高的草丛或叶子上，等候宿主经过。一旦宿主接近，蜱虫就攀登而上，一般选择在皮肤较薄地方，如颈部、耳后、腋窝、大腿内侧等处。蜱虫通常刺入并固定在宿主皮肤上吸血寄生。

5.5.3 蜱虫控制的策略和方法

清除滋生源和栖息处 采取清除灌木杂草、堵塞洞缝、火烧地上枯枝和落叶的措施以清除蜱虫的栖息处所。

动物控制 如果住家附近的环境较脏乱、较多草丛或树叶，且常有猫、狗、鼠类出入，就容易给蜱虫提供滋生和繁殖的场所。宠物猫狗还可能将蜱虫带入室内，由于蜱虫很小，被叮咬常不自觉。因此，要避免野生动物出没，并经常给家里宠物洗澡和检查是否寄生蜱虫，以避免蜱虫带入室内。

灭杀蜱虫 在有蜱地区，局部性喷洒杀虫剂，尤其注意地板缝隙和墙壁缝隙、地基、墙角、狗窝猫窝等蜱虫隐藏处所。动物身上的蜱虫也可以用有许可证的杀虫剂按照标签上说明来灭杀蜱虫。

个人防护措施 在外出旅游、耕作、活动，应做好个人防护，避免到草丛杂生和环境卫生欠佳之处接触动物，应穿着长袖衣裤，并在皮肤裸露处施用驱虫剂，避免染病上身。

若被硬蜱叮咬时，硬蜱会将口器插入皮肤中，这时应该尽快用尖嘴镊子夹住硬蜱前端口器小心拔出，不要将其挤碎，并且避免将其口器残留在皮肤中，同时尽快送医生送检。

5.6 恙螨控制

5.6.1 恙螨的危害

恙螨,又叫沙虱,可以引起恙虫病(又叫丛林型斑疹伤寒)。恙虫病只通过恙螨幼虫传播。鼠类在感染了恙虫病后,通常没有明显症状,但人类被感染了立克次体的恙螨叮咬后,就可能会造成恙虫病,主要症状是在被恙螨叮咬的部位出现皮肤溃疡,附近的淋巴腺会感到肿痛,并出现高烧、寒颤、肌肉疼痛和出疹,严重时可能会引起严重并发症,甚至导致死亡。

5.6.2 恙螨的生态习性

恙螨的生活史包括虫卵、幼虫、若虫和成虫四个阶段。恙螨幼虫虫体微小,只有 0.4 毫米长。恙螨仅幼虫时期寄生在动物身上,主要是野生啮齿类,但也会偶尔寄生在人体。幼螨一般寄生在人体的腋窝、腹股沟、阴囊等部位。恙螨喜欢滋生在地势低洼、潮湿、杂草丛生、鼠类较多的地方如荒野、草地、小溪两岸、灌木丛或森林中。恙螨的分布和鼠类的行走路径有密切关系,恙螨还可以随着宿主活动和迁移而散播开去。

5.6.3 恙螨控制的策略和方法

清除恙螨的滋生源 恙螨幼虫通常生活在杂草的尖端等待着宿主经过,所以要经常清除住处附近、道路两旁、公园附近的灌木杂草和乱石堆,以减少恙螨的滋生源。居家附近要经常铲除杂草并增加日照,除掉的杂草最好经焚烧后再掩埋。经常翻土耕作也可以减少恙螨的数量。

减灭鼠类 清除鼠类的藏匿所,如鼠洞、石堆或杂物等,经常进行减灭鼠类的活动,可以有效地降低恙螨数量,以达到控制恙虫病。

杀灭恙螨 在恙虫病流行区域地面定期喷洒杀虫剂，以杀死恙螨。

个人防护措施 在野外活动时尽量不要进入草丛，尽量避免接触草丛，避免在溪沟边和草地上坐卧休息。切勿将衣物和寝具用品晒在草地上或灌木丛上。在野外活动时须穿着长袖衣裤，并扎紧袖口和裤管口，将上衣扎入长裤里。在皮肤裸露处涂抹驱虫剂。从野外活动回家后应立即沐浴，重点擦洗腋窝、腰部、腹股沟处等部位。换洗全部衣物，并仔细检查身体有无被恙虫叮咬。若身体皮肤柔软处若发现不明红点，应立即以消毒过的尖针将其挑出。平日多经常了解恙虫病流行情况，尽可能避免出入恙虫病流行区域。

5.7 疥螨控制

5.7.1 疥螨的危害

疥螨，又称疥虫。疥螨寄生在人和哺乳动物的皮肤表皮层内，引起剧烈瘙痒的传染性皮肤病，即疥疮。疥疮一般通过与感染疥疮的患者的直接亲密接触而传播，如握手、同眠、共用衣物、共用床具，性接触等。在人群密集的环境里，如监狱、军队、宿舍，疥疮的传播特别快速。疥螨在患者皮下产生一条隧道，疥疮初期在隧道入口处会引发过敏，继而出现丘疹状过敏性皮疹。由于疥螨的机械刺激和排泄物等作用，会引发剧烈瘙痒，夜间更为剧烈。丘疹过后转为水泡，若是被抓破就会引起继发性感染。

5.7.2 疥螨的生态习性

疥螨寄生在人体皮肤表皮层内。疥螨很小，大概只有 0.3 毫米。疥螨的生活史包括虫卵、幼虫、若虫和成虫时期。雌疥螨在隧道内产卵，幼虫和若虫都会在隧道内寄生。疥螨多寄生在人体的手指间、手腕处、肘窝、足趾间、膝、腰、下肢等部位皮肤较薄较嫩的地方。

5.7.3 疥螨控制的策略和方法

注重个人卫生 保持良好的个人卫生,包括经常沐浴、经常更换衣物、经常更换床被和避免与人共用个人衣物和寝具等个人用品。床被要经常通过在阳光下暴晒或在烘干机里烘干来消毒。指甲卫生很关键,指甲要修剪平滑,以避免将皮肤不小心抓破,继而导致伤口感染。患者和紧密接触者都必须接受隔离治疗,才能避免造成更多的传播。

紧密接触者处理 同一家庭内或同一团体内的所有紧密接触者不论是否有症状都应同时进行隔离治疗,以免将疥疮流行扩大。

5.8 虱子控制

5.8.1 虱子的危害

寄生在人体体外的虱子传播流行性斑疹伤寒。虱子是流行性斑疹伤寒的传播媒介,以体虱为主,头虱次之。阴虱一般不会传播该病。当虱子叮咬感染了流行性斑疹伤寒的病人时,菌体就随着血液进入到虱子的肠管并在细胞内增殖,然后大量的菌体将细胞破坏而释出到肠腔,随着虱粪而排出。受到感染的虱子在在叮咬吸血时,菌体随着粪便而排出,或因虱体被压碎而逸出,人在搔痒时因为揉挤虱粪或压挤虱子的叮咬伤口处而感染。虱粪中的菌体也会随着空气微粒通过人体的呼吸道、口腔黏膜或眼结膜而侵入人体,从而造成感染。在寒冷地区、高山地区、卫生条件较差且受到虱子袭击的地区,较易发生该病。历史上,在战争、饥荒的难民营或监狱中曾发生过该病。

5.8.2 虱子的生态习性

寄生在人体的虱子是永久性体外寄生虫。根据寄生部位的不同,在人体寄生的有体虱、头虱、阴虱三种。头虱都寄生在后颈和耳后毛发根处;体虱并不直接附着在人体上,而是在贴身内衣的衣缝和皱褶

5.8 虱子控制

里活动和产卵；阴虱多寄生在阴毛和肛门周围。虱子的生活史包括虫卵、若虫和成虫三个时期。雌虱产卵时，虫卵就黏附在毛发和衣物纤维上。若虫和雌雄成虱都吸血为食，每天吸血数次，多在夜晚吸血，一边吸血一边排粪。虱子对温度和湿度都很敏感，当人体出汗、患病发热或死亡时，虱子就立即爬出衣物外面而更换新宿主。虱子通过人们间共用衣物和床上用品等相互传播。阴虱主要通过性生活传播。

5.8.3 虱子控制的策略和方法

注重个人卫生 保持良好的个人卫生习惯至关重要，包括经常洗头和洗澡、经常洗衣换衣，和不与他人共用个人衣物和床上用品，如梳洗用具、针头、帽子等。衣物和床被用品要经常用热水来清洗和用烘干机烘干或在阳光下暴晒来进行消毒。若家中有人感染虱子，全家人都应该接受检测，感染者必须接受治疗，以避免更多的传播。

居家卫生 改善居住条件，不要共用卧具。过度拥挤的地方就容易助长虱子的传播。居家环境要经常定期进行清洁和消毒，包括地毯、沙发、家具要经常用吸尘器来吸尘。将沙发和家具等用塑料袋密封2周以上可以杀死部分虱子，还可以使用吹风机用高温对吹，或者将沙发和家具放在阳光下暴晒。

灭杀虱子 在受到虱子感染时的处理方法如下：(1) 头虱处理：以有效的杀头虱药剂（如除虫菊精）洗头，处理头发上的虱卵；(2) 体虱处理：以低毒性杀虫剂，如有机磷集或除虫菊精制品充分喷雾衣物或床褥等；(3) 衣物及床褥处理：用沸水洗涤衣物和寝具，或用70摄氏度以上热水中加热一小时后再洗涤干净，并熨烫衣物；(4) 对宠物的处理：以除虫菊精杀虫剂喷洒宠物身体；(5) 对接触者的处理：对接触者也要进行灭杀虱子的处理；(6) 对周围环境的处理：在流行病期间，施用残效性杀虫剂杀灭虱子，以彻底灭杀虱子。

5.9 沙蝇控制

5.9.1 沙蝇的危害
沙蝇（又称白蛉），是传播黑热病（利仕曼病）的主要媒介。

5.9.2 沙蝇的生态习性
沙蝇是一种形体微小的吸血昆虫，只要蚊体的四分之一到三分之一大。沙蝇的生活史包括虫卵、幼虫、蛹和成虫四个时期。雌沙蝇在潮湿阴暗处产卵后，幼虫和蛹一般就生活在土质疏松、富有有机物质的泥土中。成虫沙蝇在夜晚活动吸血，白天就栖息在阴暗没有风的地方。雄沙蝇以植物液汁为生，雌沙蝇则以吸血为生。沙蝇飞行力弱，活动范围小。

5.9.3 沙蝇控制的策略和方法

杀灭沙蝇 在黑热病流行区的居家环境中及家畜畜舍喷洒杀虫剂，以杀死沙蝇。

避免沙蝇进入室内 住家加装纱窗纱门，以阻止沙蝇进入室内。

个人防护措施 在户外穿着长袖衣服和长裤，在皮肤裸露处涂抹驱虫剂。睡觉时使用蚊帐。

5.10 蟑螂控制

5.10.1 蟑螂的危害
蟑螂会造成严重的危害人类健康的问题。蟑螂身上经常会携带着各种致病微生物，从而导致各种传染性疾病如鼠疫、伤寒、寄生虫病等。它们到处觅食，不断低通过排泄物和身体接触将致病微生物留在

5.10 蟑螂控制

食物上,从而对食物安全造成威胁。蟑螂的排泄物、分泌物、脱落的表皮等都含有高度致敏性的过敏原,会导致过敏性反应和哮喘。蟑螂的尸体也会引发过敏性反应和哮喘。由于蟑螂喜欢居住在阴暗的地方,因而死后也不易被发现;时间一久就会分解成细小的微粒。这些微粒悬浮在空气中,若是被人吸入,就可能造成过敏性反应或哮喘。飘浮在空气中的蟑螂过敏原是仅次于尘螨的第二位过敏原。

5.10.2 蟑螂的生态习性

蟑螂有许多种类,经常侵入居家环境中的蟑螂有数十种,热带地区的蟑螂一般比较巨大。蟑螂的生活史分为虫卵、若虫和成虫三个时期。

蟑螂的滋生地多在隐秘的缝隙中如浴厕、餐厅、厨房、排水沟、化粪池、垃圾堆等环境卫生不良之处。蟑螂一般普遍夜行和畏光;如果白天能看见蟑螂,通常表示该居家环境中的蟑螂滋生问题非常严重。

蟑螂的生命力强,人类的食物、书本、壁纸、皮屑的内层、动物的毛发,甚至是昆虫或动物的尸体、血液、动物粪便,甚至人们吐出的痰液都是蟑螂的食物来源。大部分的蟑螂喜欢温暖潮湿的地方。蟑螂可由家具、盛物纸箱、饮料箱或旅行皮箱和其他物品一起进入家中。一旦进入家中,蟑螂通常会躲在有缝隙和有食物碎屑残留的地方,所以厨房的蟑螂浓度最高。白天,蟑螂多隐身在墙壁、柜橱、抽屉、家具的空隙裂缝中,或烤箱、微波炉、冰箱、洗碗机和其他厨房设备的下方。晚上,它们出没于黑暗潮湿之处,成群爬出觅食,夜间活动时若突然受到光线照射会极速逃向黑暗的隐秘场所。天气暖和时,蟑螂还可能搬到户外。蟑螂喜欢下水道。在大雨或洪水之后,城市会出现许多蟑螂。蟑螂一般在夜间活动,日间则藏匿在隐秘的缝隙中。蟑螂到处窜行觅食,滋扰性大,咬蚀器物和电线,到处污染食物。

5.10.3 蟑螂控制的策略和方法

断绝蟑螂的食物来源和清除滋生源 在控制蟑螂方面，良好的卫生状况（尤其是厨房和卫浴室卫生）至关重要，必须经常保持厨房和卫浴室的清洁。厨房的案台、炉台、洗碗池、地面、墙壁等不应该有残留食物碎屑，否则就会成为蟑螂的食源来源。洗碗池内不应该堆积肮脏的碗盘，否则脏脏的碗盘上的食物残羹就会成为蟑螂的食物来源。厨房的柜橱和食品柜要经常摆放整齐和清理干净，否则就成为蟑螂的藏匿场所。尤其是食品柜里的干货食品应该先集中密封在小盒子后再整齐地放在柜橱搁架上。

厨房和卫浴室的地面、墙壁和天花板的所有缝隙之处应该用水泥和石膏等密封，以免成为蟑螂的藏身之处。厨房和卫浴室的设备和装置应紧贴墙壁和地面摆放。若是不能紧贴摆放，就需要在设备和墙壁或地面之间应保留充足的空间，以便经常维护这些空间的清洁。居家环境里的装置若是能使用金属装置，就不要使用木质装置。室内户外避免堆积杂物，垃圾须密封加盖并尽快清理。厨房和卫浴室的排水管道要经常维护以避免臭味和招致蟑螂。所有排水孔处必须经常刷洗和没有臭味。厨房和卫浴时尽可能不要使用地面上的排水孔（地漏）。地漏最容易招致蟑螂。

清理所有可能滋生虫鼠的地方，例如垃圾堆和积水。用金属箱或塑胶垃圾桶盛装垃圾，并应安装可以密封的盖子。每次垃圾桶清理之后，必须进行彻底清洗。厨房及卫生间也应该安装制冷设备，因为低温不仅可以防止虫鼠滋生，还能减少垃圾腐败所散发的臭气。食物及原料加盖密封或存入冰箱；各种器材物品移入室内时须检视，去除虫卵和虫体。

捕杀蟑螂 经常清理蟑螂喜欢藏匿的场所，平时可用杀蟑螂的饵剂捕杀侵入室内的蟑螂，危害严重时应定期施用残效性杀蟑螂剂。

5.11 狂犬病预防

狂犬病是由狂犬病病毒所引起的急性病毒性脑脊髓炎，死亡率非常高。狂犬病是人畜共通病，死亡率非常高，每年都有数百万人死亡病例，大多发生在发展中国家。狂犬病病毒能感染所有的哺乳类动物，在自然界中，患狂犬病的野生动物是主要传染源，但感染了狂犬病的病犬和病猫是人和家畜的主要传染源。

当狂犬病病毒进入动物的脑部和唾液腺，动物会失去正常生活和运动的能力，并开始有狂暴倾向，开始袭击（咬伤或抓伤）其他的动物或人类。患有狂犬病的动物的唾液中含有狂犬病毒。狂犬病毒随着动物的唾液，通过被动物咬伤或抓伤，经皮肤伤口或黏膜而进入人体，继而造成狂犬病。在美洲经常发生吸血蝙蝠传染给家畜的案例。在蝙蝠群聚的山洞内吸入含有病毒的气雾微粒，或在进行狂犬病毒培养的实验室中吸入气雾微粒，也可以感染狂犬病。人类患者的唾液也会含有狂犬病毒，理论上也有可能会通过人与人之间的直接传染，但至今并未出现类似的病例报告。但曾发生狂犬病患者捐赠眼角膜而导致的因器官移植而受到感染的病例。

狂犬病的潜伏期平均是 1～3 个月，最短为 7 天，最长可达 7 年以上。潜伏期受到因伤口严重程度、伤口部位神经分布的多寡、伤口与脑的距离、病毒株菌的毒力、病毒量、衣物的保护程度等因素的影响。

狂犬病的预防和控制必须依靠政府部门的集中管理和饲主严格地遵守法律才能达到效果。严格的宠物管理制度最关键，其次是流浪动物管制、动物检疫、野生动物监控。

宠物管理制度的内容包括宠物登记和饲主责任制度。比如，家中咬饲养动物，必须登记，还需要为宠物接种疫苗。饲养狗猫者应该定期到兽医诊所或当地卫生部门施打狂犬病疫苗。疫苗接种率要达到 70% 以上才能达到预防狂犬病的效果。疫苗接种率高，人们感染狂犬的几率就小。为宠物接种疫苗是饲主的社会责任。家中宠物必须接种狂犬病毒疫苗。家中宠物猫狗出门，必须有饲主同伴，并给猫狗上链。饲主有责任确保不要让猫狗随意在街上游荡。平日让猫狗在街上游荡,若是一旦有狂犬病爆发,就会迅速散布开来,后果不堪设想。饲主应确保家中宠物不要与野生动物接触,以免从野生动物处感染狂犬病。若是家中宠物咬人或以其他方式袭击人,当地动物检疫局可以要求饲主有关隔离和检疫的命令。饲主不得随意丢弃狗猫。

设置动物收容所,收容街上的流浪猫流浪狗,至关重要。因为狂犬病传播的主要方式是经动物咬伤,当猫狗族群越混乱,互咬的几率就越高。流浪猫流浪狗是传播狂犬病的主要途径。除了野生动物和宠物外,街上的流浪猫流浪狗,被人遗弃的流浪猫流浪狗,会导致情况难以控制。流浪猫流浪狗若被路人发现应通报动物防疫机构和动物收容所。减少流浪猫流浪狗,需要长期严格的宠物管理制度,包括宠物登记和绝育制度。

进口的狗猫动物必须打狂犬病疫苗,并且必须经过检疫。走私进口狗猫必须受到惩罚。

个人预防狂犬病的措施如下:(1)避免接触任何野生动物或领养来源不明的野生动物;(2)家中宠物要每年接受狂犬病疫苗接种,而且避免宠物和野生动物接触;(3)不捡拾生病的野生动物和动物尸体,应报告当地动物防疫机构;(4)不要随便喂食流浪猫或流浪狗。(5)一旦被动物咬伤,要保持冷静,用大量肥皂和清洁的水冲洗伤口15分钟,并用70%酒精消毒伤口,并尽快就医。

参考资料:

- 关于联合国卫生组织关于虫鼠控制的内容:
  http://www.who.int/malaria/areas/vector_control/en/

- 关于联合国卫生组织关于狂犬病的内容:
  http://www.who.int/rabies/en/

- 关于美国疾病管制署关于病媒传染病的内容:
  http://www.cdc.gov/ncezid/dvbd/

第6章 垃圾处理

被随意倾倒的垃圾四散各处，不但产生恶臭、令人讨厌，而且是公共健康的极大隐患。垃圾若是不能得到妥当处理，不但造成恶劣危险的生活环境和工作环境，还可能会造成空气污染、地下水污染、土壤污染，而且可能会造成火灾等灾害，还可能会引发大规模的传染病的爆发和流行。

在人口稠密的城市里，垃圾若是未能得到妥当处理，就会进入排水系统，继而造成排水系统的堵塞等严重问题。因为排水系统是用来处理包括人类粪便在内的污水，堵塞在排水系统里面的垃圾就会含有人类的排泄物，继而造成对清洁人员健康的严重威胁。不仅如此，居住在附近的民众还会受到大规模的经粪口传播的传染病的严重威胁。

厨余垃圾里面的大量有机物垃圾，若是未能得到妥当处理，最终会落置在排水系统，不仅会招致鼠类，而且会成为鼠类的食物来源和滋生场所，继而引发经鼠类传播的传染病的流行和蔓延。有机物垃圾还会成为蝇虫和蟑螂的栖息地和滋生地，许多经粪口传播的传染病都可以通过蝇类和蟑螂来传播。在露天堆砌的垃圾堆还会成为蚊虫和沙蝇的滋生地，继而引发黑热病、登革热、日本脑炎等传染病。废弃的铝罐、铁罐、废弃的轮胎还会因下雨而积水，继而成为蚊虫的滋生地，从而造成引发丝虫病、黑热病、登革热等传染病。居家垃圾腐烂之后本身也会传播疾病。

垃圾中的某些化学物质（如氰化物、汞、PCB等有毒物质），若是未经妥当处理，还会释放到空气当中，继而引发非常严重的呼吸道系统疾病，甚至癌症。接触这类垃圾的机会越多，感染这些疾病的几率就越大。

6.1 生活垃圾和专业垃圾

垃圾就是固体废弃物，一般可分为生活垃圾和专业垃圾。专业垃圾，或称专业废弃物，一般包括工业垃圾、农业垃圾、矿业垃圾、医疗垃圾、屠宰场垃圾、建筑废弃物、核废料等。这些专业垃圾成分较固定，一般需要通过特殊的专门机构来负责作特殊的管理。专业垃圾约占85%，一般居家垃圾（即一般废弃物）只占15%。工业垃圾多为有害垃圾。专业垃圾经焚化后所产生的灰烬，一般分为飞灰和底灰。飞灰中经常含有高量的重金属，如铅、锌、铜、镉、铬等，和高比例的戴奥辛。部分底灰也含有重金属，不宜直接进入掩埋场掩埋。因此，一般处理专业废弃物的焚化厂要设置飞灰固化设施，稳定化后在独立分区卫生掩埋，并且设置渗出水收集系统，经常检测渗出水的重金属浓度，以及采取防止雨水渗入的措施，以免造成有害重金属和戴奥辛等随着掩埋场渗出水而污染地下水。

一般的生活垃圾又大致可以分为可燃性垃圾和不可燃性垃圾。不可燃性垃圾包括灰烬等。可燃性垃圾包括厨余、纤维、落叶、纸张、橡胶、皮革、某些塑料等。厨余垃圾一般包括为准备食物而丢掉的废物、剩下的残羹。厨余垃圾的成分几乎全部是有机物，比如动物的骨皮、果皮、菜叶、剩饭等。厨余垃圾含有大量水分，很容易腐败而产生臭味，还容易招来和滋生各种虫鼠病媒。厨余垃圾一般占到居家生活垃圾中的三成左右。在现代社会中，一般是地方行政政府来负责集中管理该地方生活垃圾的收集、运送、处理、最终处置。有效的垃圾处理需要大量的人力、物力和资金。

6.2 垃圾的收集方式

对于垃圾的收集，有些地区采用定时清运的方式。垃圾车定时到达某一地区收集垃圾，居民必须在此时刻将自家垃圾桶自屋内拿出，倒入垃圾车里后，再将垃圾桶自行带回。这种清运方法最合乎卫生要求，经费最节省，而且工作效率最高。

有些地区则采用不定时清运的方式。垃圾桶一般被置放在街道两旁，垃圾车不定时到各个地区，清运工人再将街道两旁垃圾桶里的垃圾倒入垃圾车里收集运走。这种方法不合乎卫生要求，因为垃圾桶终日放在街道上有碍观瞻，还有害环境卫生，同时难免被顽童或猫狗打翻，或被刮风吹倒。较轻的垃圾漫天飞去，使得满街都可见到垃圾。

还有些地区采用共用垃圾堆的方式。居民找一角落倾倒垃圾称之为垃圾堆，清洁人员将垃圾垃圾堆中清出，再装入垃圾车内。这种方法，会滋生大量蚊蝇老鼠，是最不符合卫生原则的收集方法。

在有些城市里的高层公寓里常会有乱倒垃圾的现象发生。有人以为自己的行为不易被人察觉，就将垃圾从高层往地面丢下或者将垃圾丢弃在楼梯墙角或者到处乱倒污水。这些不良行为，是公共健康的严重隐患，所以许多国家都制定公寓法，以管制上述不良行为。在美国的许多公寓里面，每层都有配备垃圾传输管道，不仅切实可行，而且可以从技术手段上减少乱倒垃圾的现象。

6.3 垃圾的集中处理

在了解生活垃圾的性质的基础上，才能找到解决生活垃圾的相应方法。垃圾的妥善处理是指将垃圾通过先进技术手段将垃圾中有害成分达到减量化、无害化、安全化、资源化，以达到维护环境的目的。垃圾处理的方式一般包括：掩埋、焚化、再利用。

6.3.1 回收再利用

有些垃圾中含有相当多的宝藏，若能进行有效分类、回收、再利用，就可以创造相当可观的资源。有些城市通过系统地采用焚化法集中处理生活垃圾，将废弃垃圾转化为垃圾能源，继而为城市提供电能，是成功地解决生活垃圾的主要方法。

从垃圾中回收可利用物质，就可以达到垃圾减量化的目的。在回收资源的同时，既能节省能源，又能减轻污染量。回收成本低于重新购买或开采成本的废弃物具有回收价值，如金、铜、铅等废弃物；回收成本低于处理成本的塑料、纸张等也适于回收，因为这种回收方式不但可以资源再利用，还可以节省处理费用。因此，对垃圾进行分类回收就相当重要。

纸张类、塑料类、玻璃类、金属类等的垃圾，如废弃塑料容器、废弃玻璃容器、废弃铝罐、废弃铁罐、废弃塑料饮料瓶等，一般都可以通过清洁人员集中收集起来，之后再进行回收再利用。

厨余垃圾虽然是导致臭味的主要元凶，但厨余垃圾可以回收作堆肥处理。堆肥法处理厨余垃圾，可以产生有机堆肥，以作为土壤改良剂。土壤因长年使用化肥肥料，使得土壤酸化极为严重，因此农业地区应推广以垃圾制造有机肥料，作为土壤改良剂。

有些有害废弃物如废弃水银电池、废弃农药空瓶、废弃铅蓄电池等，一般运送到该产品或容器制造商或进口商进行回收处理。干电池不应同一般废弃物一同进入掩埋场和焚化炉，以免干电池中的重金属和有害物质会污染空气、水、土壤。

6.3.2 堆肥法

以堆肥法处理垃圾，就是利用微生物的生化作用，在可控制条件下，将废弃物中的有机物分解腐热，以转换成稳定的似腐殖质土的方法。堆肥在农业生产及保持土地上，兼具肥料和土壤改良的功能。因此，堆肥法非常值得重视。

以堆肥处理垃圾，若是经营得法，可以因堆肥的收益而降低垃圾处理的成本。堆肥法不但可以处理厨余垃圾，还可以同时处理多种工业废弃物，如食品厂、纸厂、锯木厂、皮革厂、家畜粪尿等废弃物，污水处理厂的污泥还可以合并处理；可以便于物质的回收，如纸张、纸盒、空瓶、塑料瓶、金属等。

6.3.3 掩埋法

掩埋法是指在掩埋场将每日垃圾通过压实将体积减到最小，然后有计划地倾倒在最小的区域内，完毕后在上面覆一层土壤，必要时则增加覆土次数，通过覆土以防止垃圾飞散流失和病媒滋生。为防止渗出水污染环境，在掩埋底部装设集水管，将污水导出到垃圾场所设的污水处理单位，并在掩埋场地层埋设通气管和通风井等排气设备，将垃圾中有机物因厌氧分解所产生的甲烷、二氧化碳、硫化氢等各种气体经排气设备收集，并作稀释处理，以避免掩埋场火灾和爆炸。

类似堆肥法，掩埋法也是一种生物处理法。堆肥法是在人为控制的适当环境下，利用大自然中存在的土壤微生物，将垃圾中的有机物质分解，使其体积减小而趋于稳定。堆肥法的基本生化反应，因环境条件不同，可分为厌氧性和好氧性两类。

掩埋法则以厌氧性处理，有机物的分解在自然情况下进行，反应速度极为缓慢，常需 10~20 年之久才能达到稳定。

掩埋法是垃圾处理的最终处置方法。掩埋法通常包括陆地掩埋和海底沉置。陆地掩埋最为普遍。掩埋是处理废弃物的必要步骤，因为即使是采用焚化法来处理垃圾，焚化后的灰烬和不可燃垃圾仍需要掩埋处理，无法堆肥化的物质还是需要作掩埋处理。

6.3.4 焚化法

以焚化法处理垃圾，就是将垃圾置于可控制的高温条件下，将可燃部分氧化转变为稳定气体，将不可燃部分转化为性质稳定的无机物，即灰烬。焚化法在各种垃圾处理方法中减容效果最好，并且能使腐败性有机物因燃烧而成为无机性。致病微生物因在焚化炉内的高温下，死灭殆尽。从垃圾的稳定化和无害化来看，焚化处理是最好的方法。此外，在燃烧反应下，还具有迅速有效的优点。

目前焚化炉技术的开发已臻相当可靠的地步，不仅作业安全，热能又可以回收利用，因此在人口稠密且不易取得掩埋土地的城市更为有利。但是，焚化法设备费昂贵，投资成本极高，而且焚化法只是一种中间处理，灰分和无机残渣需作仍然需要加以最终处置。

6.3.5 沼气法

以沼气法处理垃圾，就是将有机垃圾、植物稻秆、人畜粪便、污泥等废弃物注入严格密封好的沼气池中制造沼气。沼气是有机物中的碳化物、蛋白质、脂肪等，在一定的温度、湿度、酸碱度的厌氧环境中，经过多种微生物的发酵作用而生成的可燃气体。沼气可以用来提供烹饪和照明的能量。沼气法不但可以令废弃物得到有效的处理，还可以提供清洁能源，并可以有机肥料，以帮助改善土壤。

6.4　居家垃圾处理

居家垃圾若是未能得到妥当处理，就会直接影响到生活质量，还可能造成对家人健康极为不利的影响。妥当处理居家垃圾，还需要了解和遵守当地的法律规定，包括垃圾收集的时间和方式、回收和再利用等。除了厨余垃圾桶外，在本地有回收垃圾的地区还应该有专门的回收袋或回收桶，以收集可回收垃圾。

6.4.1　居家垃圾与健康

居家垃圾若是处理不当，可能会对健康造成不利影响的因素包括：(1) 厨余垃圾可能会招来蝇蚊蟑螂和鼠类；(2) 灰烬可能会引起呼吸道不适，还可能会污染食物；(3) 废弃瓶罐等积水会招致蚊虫；(4) 巨大垃圾如废弃家具等若是不丢弃会影响室内的空气流通；(5) 废弃纸盒板箱等若是得到妥善处理会成为鼠类巢穴；(6) 废弃针头等尖利物品垃圾造成经血液传播的传染病。

6.4.2　垃圾桶的选用、摆放、使用

盛装和存放垃圾的容器或用具就是俗称的垃圾桶。垃圾桶最好是选用塑料制品或不锈钢制品，但不锈钢垃圾桶不能用漂白水进行消毒处理。在选用垃圾桶时，要确保垃圾桶不会泄露、并具有可以时刻都能紧密密封的盖子、开合方便且可以便利地移至其他的地方。垃圾桶的容量要依据家庭垃圾量而定。

为了防臭味、防肮脏、防虫鼠，厨余垃圾桶必须摆放在适合的位置。垃圾桶应摆放在产生垃圾最多的地方，也就是最需要的地方。厨余垃圾桶一般最适合放置在厨房洗碗池附近伸手可及的地方。因为在准备食物、洗涤蔬菜瓜果时经常就需要将厨余垃圾投入到垃圾桶里，所以垃圾桶摆放在洗碗池旁边最便利，还可以减少运送时将垃圾落置在地面的几率。有人将垃圾桶躲避在洗碗池下面的柜橱里。这样的将垃圾桶隐藏起来的做法如果不会产生恶臭和肮脏也未尝不可。但垃圾桶长期躲藏在柜橱里，可能会导致柜橱里臭味难以去掉，又因为靠近墙壁和管道，继而就会造成更多的麻烦。而且，清洁柜橱需要更多的

时间和气力。摆放在地面上虽然会占据空间，但却通风良好和易于清洁，所以更符合卫生的原则。

厨余垃圾桶最好不要直接用来盛装垃圾，而应该采取多重防臭、防虫鼠、防垃圾外溢的措施。在使用厨余垃圾桶时最好内衬垃圾袋。内衬的垃圾袋必须确保结实和能扎紧、且不会泄露。每次向垃圾桶投入垃圾时，应该投入到内衬的可以密封的垃圾袋里，并尽可能减少令垃圾散失在垃圾桶里和垃圾桶外的可能。垃圾袋可以密封起来，并经常倾倒即可。即使有些微的残余垃圾散失在垃圾桶里，也易于清洗。

居家环境中，厨余垃圾最肮脏、最可能产生臭味、最难以保持卫生。厨余垃圾多是有机垃圾，而且极容易出现垃圾外溢。垃圾外溢是造成室内滋生蟑螂、蝇虫、鼠类、蚂蚁的主要原因。为了避免因厨余垃圾四散所造成的室内环境污染，和避免招引虫鼠，靠近垃圾桶附近的地面、墙面、天花板、设备装置（如冰箱）的外壁、案台等处就必须经常清洗。一旦发现有垃圾外溢的情形必须立即处理，否则经久之后，就会更难处理，并对家人健康产生非常不利的影响。

6.4.3 垃圾桶的清洁和除臭

垃圾桶虽然是盛装肮脏的废弃物的地方，但垃圾桶应该时刻保持整洁干燥：内壁和外身各处都不应有污垢和臭味。为了防范垃圾桶产生臭味和招引虫鼠，垃圾桶还必须经常进行清洗。清洗垃圾桶的最佳时间是在垃圾被倾倒之后和在放置崭新垃圾袋之前。

清洗垃圾桶的步骤大致如下：（1）开窗开门，打开排气扇，让空气流通，并佩戴手套；（2）在垃圾桶里里外外洒入洗碗液，再倒入适量的热水，然后让洗碗液和热水的混合物在垃圾桶停留浸泡15分钟；（3）用纸巾擦拭去除所有污垢，并将洗碗液和热水倒掉；（4）再用清水冲洗干净；（5）并以纸巾将垃圾桶里里外外抹干；（6）最后给垃圾桶消毒，最好让垃圾桶在阳光下暴晒，来达到消毒的目的，在阳光下暴晒不仅可以消毒，还可以除去臭味，若是不能在阳光下暴晒，就使用稀释过的漂白水给垃圾桶消毒（不锈钢制品不能施用漂白水消毒）；（7）每次清洗垃圾桶后，都要彻底洗手。

垃圾桶的防臭和除臭方法，当然首先是要建立在平时的妥善施用和定期清洗的基础上。但无论怎样小心，垃圾桶总会可能产生臭味。但若是垃圾桶因平常未能得到及时清理而导致摆放垃圾桶的周围小环境，如地面、墙壁等处产生臭味，就会造成家中虫鼠不断，就是大麻烦了。

以下是相关的防臭和除臭措施：（1）经常将清洗之后的垃圾桶在阳光下暴晒；（2）在每次内衬崭新垃圾袋前，要确保垃圾桶是彻底晒干或风干的；（3）喷洒些小苏打在垃圾桶内侧，或在清洗时用洗碗液缓和小苏打粉来清洗；（4）塑料垃圾桶在长时间使用之后，因为会吸收不同的气味，如果臭味难以去除，就需要购置崭新的垃圾桶了。

6.4.4 油脂性厨余的妥当处理

油脂性废物是厨房的副产品，一般包括猪油、黄油、烹调用油、肉类油脂、调味汁等。如果直接将这些油脂性废物倒入排水管道，这些油脂废物就可能会造成下水道堵塞，严重时还会引起污水回流和污水溢出。肮脏的污水会污染食物，还会招引虫鼠，是家人健康的严重隐患。并且，清理和翻新由于污水溢出而造成的物业损坏可能非常困难和非常昂贵。下水道堵塞，不但会威胁到家人的健康，还会造成财产的损失，甚至危害到公共健康。通常下水道堵塞的原因就是因为油脂堵塞了排水管道。因此，为了防范下水道堵塞，油脂不应该倒入排水管道。任何人和任何企业都不应该随意将油脂倒入排水管道。

妥善处理油脂类废物的方法如下：（1）在洗涤碗盘前，先用纸巾通过擦拭去除掉碗盘上的油脂、油渍、调味汁等，然后将用过的纸巾丢入有盖可密封的垃圾桶中；（2）避免将固体食物冲入下水道。在将碗盘放入洗碗池或洗碗机之前，先残羹剩饭倒入厨余垃圾桶；若是洗碗池没有安装铁胃，其他固体废物如咖啡碎屑、茶叶等也应该倒入垃圾桶中，而不是被直接冲入下水道；（3）若是洗碗池没有安装铁胃，就需要在洗碗池安装滤网，洗涤碗盘时，先用滤网滤掉固体废物，以防止任何固体废物被冲入下水道。

6.4 居家垃圾处理

6.4.5 在缺乏垃圾集中管理时的垃圾处理

在现代社会，一般是由地方政府来负责集中管理居家垃圾的收集、搬运、处理、最终处置。对于居家垃圾的集中管理是地方公共卫生管理系统中的非常关键的一部分。在缺乏垃圾集中管理的地区，妥当处理居家中的生活垃圾就更为紧迫和重要，因为在公共卫生管理较差的地区往往就是传染病罹患率和死亡率更为显著的地区，生活在该地区的民众受到传染病的威胁就更为严峻。

处理垃圾的方法一般最好是将垃圾焚烧之后再作掩埋。若是在人口众多且过于拥挤的条件下，最好将垃圾集中收集起来，然后安全地运送到远离居住的场地，再作焚烧和掩埋。采取部分堆肥的措施还可以将垃圾减量。但堆肥时，切记要将有机物垃圾以卫生的原则加以处理，在充分理解病媒蝇虫和鼠类的危害的基础上，做到尽可能减少和避免病媒虫鼠的数量。

参考资料：

- Melosi M V. Garbage in the Cities: Refuse, Reform and the Environment, 1880-1980[M]. London: Texas A&M University Press,1981.

- Hanks T G. Solid Waste / Disease Relationships: a Literature Survey[M]. Washington D.C.: US Department of Health, Education, and Welfare,1967.

第7章 个人卫生

个人卫生是指经常保持身体各部分的清洁干净，以达到预防传染病和维护健康的目的。充足的安全的水是个人卫生的必备条件。

7.1 手部卫生

手部卫生是指经常保持手部的清洁干净。手部包括指甲、手指、手掌、手背、手腕、指隙。良好的手部卫生习惯就是要将手部的所有部分都要经常保持清洁干净，并在关键时刻和关键场合及时有效洗手。良好的手部卫生习惯可以减低感染许多传染病的几率。

手部卫生的开始源于19世纪的欧洲。当时许多产妇死于产褥热，名为Ignaz Semmelweis的产科医生彻底改变了这一局面。Semmelweis认为造成产妇大量死亡的原因是由于接产医生的手部和器械受到污染。因此他提倡医生在接生前必须使用漂白粉溶液对手和器械进行消毒。正是在这个倡议下，用漂白粉溶液对手和器械进行消毒的举措，令产妇死亡率立刻明显大幅下降，继而完全改变了许多妇女、小孩和他们家人的命运。后来，手部卫生的举措被逐渐推广到医疗服务、幼托机构、军营学校、餐饮行业、日常生活当中。虽然不同的行业和不同的场合对手部卫生的要求有所不同，比如外科医生在手术之前需要进行消毒洗手，在平常生活当中我们只需要用肥皂和安全的水进行清洁手部就已足够。

手部卫生可以大幅降低医院内部感染的发生率。在日常生活中，手部卫生还可以大幅减低罹患肠道传染病和呼吸道传染病的几率。手部卫生不但可以避免自己感染上疾病，还可以避免将自己感染了的致病原传播给他人。许多传染病的传播和蔓延，都是因为没有彻底清洁手部而造成。手部卫生是预防和控制各种致病微生物的传播和蔓延的最简单而又最有效的方法。

7.1 手部卫生

7.1.1 手部卫生至关重要

引发经粪口传播的肠道传染病的致病微生物，通常会随着患者或携带者的粪便排出。在如厕过程中，手部难免会接触到以肉眼无法看见的极少量的粪便，尤其在冲水时也可能会沾染到极少量的可能含有致病微生物的粪便。因为有些致病微生物只要极少量就足以导致生病，致病微生物又极微小，看不见、闻不到，若是如厕后没有及时彻底洗手，这些致病微生物就会附着在手上，接着再被传播到双手所触摸过的任何地方。吃入或喝下被致病微生物所污染的食物或水，就可能会感染上该致病微生物。

在如厕后立刻及时有效洗手，就能够将可能被粪便污染的手上的致病微生物从手上移除，而免于传播开去。在进食前有效洗手，就能够将可能附着在手上的致病微生物移除，而免于吃入体内。因此，在关键时刻和关键场合（如如厕后、进食前）及时有效洗手，就能够大幅降低罹患经粪口传播的肠道传染病的几率。

在关键时刻和关键场合及时有效洗手，还可以预防经飞沫传播的传染病，包括普通感冒、流感、呼吸道合胞病毒感染、手足口病、诺罗病毒感染、轮状病毒感染等。

患者或携带者在咳嗽、擤鼻子、打喷嚏时如果未用纸巾盖住口鼻，就可能将呼吸道里的致病微生物喷溅到手上，如果未经及时有效洗手就与别人握手，致病微生物就从患者或携带者传播到别人的手上。在可能接触到别人的口鼻分泌物后，如果没有及时有效洗手，而随后触摸口鼻眼，这些致病微生物就有可能从眼鼻的黏膜或从口腔进入体内，继而因受到致病微生物的感染而患病。因此，在接触到别人的口鼻分泌物、唾液或其他体液后就应立即采取有效的步骤洗手，这样才可能减少被致病微生物感染的几率。

7.1.2 有效洗手

在关键时刻和关键场合及时有效洗手，对预防和控制传染病的流行和传播至关重要。我们不仅要经常提醒自己，还要经常提醒家人和身边的所有人。

有效洗手的目的　有效洗手的目的，是为了在关键时刻和关键场合及时移除手部可能含有致病微生物的暂住菌落。

在我们每天的日常生活当中，我们要与各种不同的人交往，包括我们的家人、同事、熟人、陌生人。我们每天与人握手、与人寒暄、与人拥抱。我们每天用手去触摸许多人、许多物品、许多物体的表面。于是，我们的手部皮肤上就难免会接触到患者或携带者身上的致病微生物，以及周围环境里的致病微生物。这些致病微生物通常附着在手部的较浅层的皮肤上，成为手部皮肤表面的暂住菌落。暂住菌落通常可以在手部皮肤上存活一段时间，少则几分钟，多则数小时不等。

暂住菌落不同于手部的正常菌落。暂住菌落附着在手部较浅层的皮肤表面上。一般来讲，正常人的皮肤上的正常菌落，菌落数稳定且位于较深层的皮肤构造中。这些正常菌落包括葡萄球菌、链球菌、棒状杆菌等，而常见的暂住菌落包括金黄葡萄球菌、绿脓杆菌、大肠杆菌等致病微生物。这些致病微生物中，有些存活时间较长，有些存活时间较短。

经手部传播的途径是致病微生物的传播途径当中最重要的传播方式之一。因为暂住菌落只是附着在手部的较浅层皮肤表面上，所以我们就可以通过有效洗手，用物理性的移除步骤将暂住菌落从手部移除，从而避免经手部将传染病传播给他人或者将他人的传染病感染自己。

关键时刻和关键场合　在日常生活里，我们的双手难免会不停地从各种源头沾染上各种致病微生物，可能是通过与人的接触，与动物的接触，也可能是与被污染的物品表面的接触。在接触过排泄物（哪怕是极少量）后没有及时有效洗手，就有可能将排泄物中可能含有的致病微生物经手向四处传播。手是除了飞沫和气雾微粒之外最可能传播致病微生物的媒介。在我们的生活和工作环境中，存在着许多看不见的致病微生物，双手在不知不觉中就会接触沾染上这些致病微生物。

7.1 手部卫生

哪些时刻和场合需要有效洗手,取决于接触到潜在致病微生物的可能性、与潜在致病微生物直接接触的频繁度、可能被致病微生物感染的易感程度。因为有许多携带者的存在,我们无从知道哪个人(包括自己)是否携带致病微生物,所以我们应该采取全面防范的卫生原则。

一般来讲,人体的排泄物、口鼻分泌物、呕吐物、伤口流出物、痰液、血液和其他体液,最可能包含潜在的致病微生物,因此被视为高危险污染物。当手部触摸过这些高危险污染物后,就有极大的可能会令手部接触到潜在的致病微生物。因此,接触到这些可能含有致病微生物的高危险污染物的时刻和场合就是日常生活中清洁手部的关键时刻和关键场合。因为致病微生物只是手部浅层皮肤上的暂住菌落,只能松散地附着在手上,所以用安全的水和肥皂通过简单的物理步骤就可以将它们从手上移除。

以下这些一般被认为是清洁手部的关键时刻和关键场合,需要及时有效洗手:(1)在如厕之后,在给小孩或老人更换尿布之后;(2)在任何有可能接触过人或动物的粪便之后;(3)在准备食物、处理食物、进食之前;(4)在处理生肉、生鸡蛋、生鲜蔬菜水果之后;(5)在碰触过动物或去过农场之后;(6)在碰触过垃圾或处理垃圾之后;(7)在探望或照顾病人之后;(8)在碰触过伤口之后;(9)在接触过血液或其他体液(包括呕吐物、口鼻分泌物等)之后。

有效洗手所需要的设施及用品 有效洗手所需要的设施和用品包括流动安全的水、完善的洗手设备、未加香味的温和肥皂、用来擦干手部的即弃纸巾或已经清洁消毒后的毛巾、有盖的可密封式垃圾桶。

流动的安全的水是有效洗手的必备要素。

完善的洗手设备必不可少。为了贯彻在如厕之后的关键时刻必须立即洗手的原则,在居家卫浴室的冲水马桶旁边必须具备完善的洗手设备,和充足的流动的安全的水。在公共场合的冲水马桶旁边也应该配有完善的洗手设备以及充足的流动的安全的水。洗手设备(如盥洗台等)应该具备防止水滴飞溅的设计,以避免因水滴飞溅而将已清洁干净的手部再次污染弄脏。

未加香味的温和肥皂必不可少。肥皂可以是块状肥皂或洗手液，应该放置于肥皂盒或洗手液盒里。肥皂盒应该带有有效的沥水设计，以确保肥皂能经常保持干燥，以免为致病微生物提供其滋生和繁殖的场所。公共场合的肥皂盒或洗手液盒应该定时进行消毒。在我们日常生活中，用普通的温和肥皂就足够起到移除手部暂住菌落的目的，所以没有必要使用抗菌肥皂。抗菌肥皂还可能会除掉我们手上的正常的有益菌落，长期使用抗菌肥皂，还有可能会导致产生具抗药性的病菌。

用来擦干手部的即弃纸巾或已经清洗消毒过的柔软毛巾非常重要。用来擦干手部的毛巾不应与其他任何人共用。在居家环境里，个人用的干净毛巾应放置妥当，并应每日至少彻底清洗消毒（以沸水消毒）一次。

有盖的可密封式垃圾桶至关重要。无论是公共卫生间的洗手设施，还是医院里面的洗手设施，有盖的可密封式垃圾桶都必不可少，以用来丢弃擦干手部的即弃式纸巾。

有效洗手的具体步骤 有效洗手的具体步骤包括：打湿双手、加肥皂揉搓、冲洗干净、擦干手部。

先用流动的安全的水打湿双手。如果在家里没有清洁流动的水时，用已经被烧滚过的水放凉之后用作洗手，或者用以漂白水消毒过的水洗手。有效洗手的第一步是打开水龙头冲湿双手。若是手有明显肮脏时，应在持续的自来水冲洗下，先清洗指甲缝隙，并去除明显污垢。

然后，加肥皂搓揉手部至少 20 秒。取用足够的肥皂搓出泡沫，用至少 20 秒以上的时间搓揉双手的所有部分，包括手掌，手背，指隙，指背，指尖，拇指，和手腕。在搓揉过程中不要冲水。肥皂的选择可以是液状、块状、小块状或粉状。使用块状肥皂时，建议使用可以尽快沥干的小块肥皂，以确保肥皂经常保持干燥。不建议使用抗菌肥皂。正确的洗手步骤至关重要，特别是"搓"的动作。这是因为我

7.1 手部卫生

们洗手的目的是为了将致病微生物移除。正确的洗手步骤才能确保达到我们所预期的效果。当致病微生物吸附在我们的手上时，光用肥皂随便搓一搓手并不能够有效地打断这种吸附作用，必须利用物理的摩擦作用才能有效地移除致病微生物。所以在洗手的过程中，请务必确保做到搓手的动作，即两手交叉并互相摩擦，两手搓揉手掌及手背，作拉手姿势以擦洗指尖，此动作必须作至少 20 秒。如此一来，才能起到真正的作用。

然后，用流动的安全的水彻底冲洗手部。在搓揉 20 秒之后，用流动的安全的水彻底冲洗干净。注意冲洗时要将水往下冲到水池里而不是往上冲到手肘（这是因为这个冲洗是将致病微生物冲到下水道里）。一定要彻底冲洗干净，以减少诱发皮肤炎的危险。

最后，用即弃式纸巾或清洁的毛巾彻底擦干双手。用即弃式纸巾或者安全的毛巾将双手彻底抹干，然后将即弃式纸巾妥善地丢弃在有盖的密封式垃圾桶里。在双手清洁干净后，不要再以手接触水龙头，应该用即弃式纸巾包着水龙头把水龙头关上。请要有公德心和社会责任感，在洗手过程中切勿将洗手的水滴弄湿水池外的地方或将即弃式纸巾乱丢在垃圾桶外。

用酒精搓手液洗手 在缺乏相应的洗手设施时，可以用含 60％以上酒精的搓手液来洗手。用酒精搓手液洗手只是在迫不得已的情况下才使用的一种补充方式，是不能代替用肥皂和流动安全的水来洗手的。酒精搓手液被认为不能够达到用流动清水来清洁的效果。在手有明显的污垢时，不要用酒精搓手液，因为酒精搓手液不能有效的去除手上的污垢，也就无法去除污垢当中的潜在的致病微生物。

用酒精搓手液消毒双手的正确步骤是：(1) 将足够分量的酒精搓手液倒于掌心，并均匀涂抹于全手；(2) 然后搓揉双手的所有部分，包括手掌，手背，指隙，指背，指尖，拇指和手腕，直到酒精完全蒸发和双手完全干掉。

酒精搓手液只能在双手干燥时使用，而且不要同时使用其他含酒精成分之外成分的消毒搓手液。更要注意的是，酒精搓手液是不能被吞咽的。酒精搓手液的好处在于酒精会蒸发掉而后不会有残留在手上。酒精搓手液对于某些致病微生物能快速有效地进行消毒，但对于有些病毒没有效果，比如酒精搓手液不能让肠病毒失去活性。而且切记酒精搓手液是易燃物。

有效洗手时的注意事项如下：（1）在擦干手部时不要与他人共用毛巾；（2）擦干手部时不要用湿毛巾（因为致病微生物在温暖潮湿的环境里可以迅速繁殖）；（3）块状肥皂要经常保持干燥；（4）只用流动的清洁的水洗手才能有效洗手；（5）应该尽可能避免水龙头的水产生喷溅，喷溅会再次污染已经洗过的干净的手部；（6）肥皂要经常保持干净，肥皂本身不能受到污染；（7）洗手前要将手表、手链、戒指等摘掉。戒指下的皮肤藏有大量的细菌。指甲下方也藏有大量的细菌。

7.1.3　指甲卫生

手部卫生还包括定期修剪指甲和经常清洁指甲。指甲不干净，就会藏污纳垢，还可能会致病微生物藏在指甲里面，不仅可能会引发指甲本身的感染，还可能会引发痢疾、寄生虫病等传染性疾病。指甲应该定期剪短，因为长指甲比短指甲更容易内藏更多潜在的致病微生物。指甲内部要经常用肥皂和安全的水清洁干净。

为了预防指甲感染和其他传染病，就需要做到：（1）定期修剪指甲；（2）每次洗手时，要用指甲刷将指甲内侧用肥皂和安全流动的水清洁干净；（3）在使用任何指甲工具前要确保指甲工具的清洁；（4）不要咬指甲；（5）修剪指甲时，切勿剪到指甲表皮。指甲表皮起着预防感染的保护作用；（6）勿咬指甲旁的倒刺或撕扯倒刺，要用干净无菌的指甲钳剪掉倒刺。

7.1.4 手部护理

避免烧伤、烫伤、割伤等意外伤害事故 完好的手部皮肤是身体健康的保障。破损的皮肤就，尤其是破损的手部皮肤，更容易令致病微生物侵入到人体里去。为了避免手部皮肤受伤和破损，佩戴防护手套是最好的防范方法。比如在清洁时为了保护手部不受清洗剂里化学品对皮肤的损害，通过佩戴手套就可以防止手部直接接触到化学品。切记避免疲劳可以避免许多工作当中的意外事故。

佩戴手套 佩戴手套的目的是通过将手部完全包裹起来，避免双手直接接触到食物、水、各种污染物和其他物品等，以达到隔离手部、免受伤害和保护手部的目的。手套既可以是装饰用品、运动器材，也可以是卫生用品。但是，若是使用手套不当，不但不能起到护理手部的目的，反而可能会增加交叉污染的几率，因为各种致病微生物污染手套的方式的几率跟污染双手的几率几乎是一样的。因此，在佩戴手套时，要注意在进行不同的工作时使用全新的手套或者已经清洗消毒的手套，并且在更换手套时要特别遵循卫生的原则，才能让手套发挥其应有功效。

卫生用手套有许多种类型，比如乳胶手套、塑胶手套、橡胶手套、聚乙烯手套，还可以分为日常居家工作手套、饮食业用手套、医用手套等。乳胶手套是以乳胶所制成的手套。乳胶分为天然乳胶和人造乳胶。乳胶手套弹性好，特别柔韧，可以紧贴在皮肤上，而且对酸、碱溶液具有很好的保护作用，但有人会对乳胶产生过敏反应，就需要使用别种材质的手套。普通的橡胶手套一般有棉质的衬垫和菱形浮出的外纹，可以有效地保护手部免于洗涤剂对于手部皮肤的伤害，还可以同时使用热水。一般居家的洗涤工作大多使用橡胶手套，在美国经常可以买到那种黄色的长袖橡胶手套。乳胶其实是橡胶的一种。聚乙烯手套对酸、碱容易具有防护作用，但不能防护有机物质，不仅会造成污染，还会降低手套的保护功能。聚乙烯手套一般不会用在医疗机构，大多即弃式手套都是聚乙烯手套。塑胶手套一般用于饮食业。

从事特殊职业的人员需要佩戴劳动保护手套。日常居家清洁和消毒时需要佩戴手套。日常居家清洁时佩戴手套可以避免手部受到洗涤剂和水等对于皮肤的伤害。一般可以佩戴乳胶手套、橡胶手套或聚乙烯手套,可以是即弃式手套,也可以是可以重复使用的橡胶手套。

在用手洗碗或在从事其他清洁工作时,最好佩戴手套,因为双手经常遇水不仅会引起干裂,损害手部的正常菌落,还会伤害手部的皮肤。若是对乳胶过敏,可以先戴一层能吸水吸汗的棉质手套,外面再佩戴防水的乳胶、橡胶或聚乙烯手套。在经常遇水的场合,在以手直接接触洗碗液、洗衣液、漂白水时,在以手直接接触汽油、地板蜡、鞋油等时,最好都要佩戴手套。在清理海生鱼类时切记要佩戴手套,以免造成创伤弧菌的感染等。在使用漂白水进行消毒时一定要佩戴手套。在清理鼠类巢穴时一定要佩戴手套,以免受到病菌病毒的感染。

佩戴手套时的注意事项如下:(1)佩戴尺码合适的手套。手套过紧会令血液流通不畅,还会容易引起手部疲劳。手套过松,就容易脱落,起不到保护手部的作用;(2)随时检查手套是否有破损处,一旦发现应立即更换;(3)不要与他人共用手套;(4)佩戴手套不能代替有效洗手;(5)佩戴前、脱掉手套后、更换手套时应彻底清洁双手;(6)即弃式手套用过后必须丢弃,不能重复使用。

手部受伤的处理 如果双手干裂或出现小裂口时,要用大量的安全流动的水冲洗干净,然后让双手休息一两天就可以复原。若是手部有伤口,要用可防水的敷料将伤口完全覆盖住。并且,在伤口复原之前最好不要从事准备食物的工作。

7.1.5 纠正常见的不良习惯

下面是应当加以纠正的常见的不良手部习惯:(1)杜绝平常用手挖鼻孔、挖耳朵、揉眼睛、揉脸、挤疮、吮吸手指、咬指甲等行为。尤其是在公共场合,这些不良习惯不仅令人厌恶,还会助长传染性疾病的传播和蔓延。平常没必要的时候不要用手去触摸口鼻眼等,以防将致病微生物带入体内；（2）避免手部（佩戴手套或未佩戴手套时）不必要地触摸非完好的皮肤；（3）避免以被污染的手套或其他防护用品触摸物品表面；（4）避免手部（佩戴手套或未佩戴手套时）不必要地触摸物品表面。

7.2 呼吸道卫生

7.2.1 人体的呼吸道

人体在呼吸的时候，空气就会通过人体内的某些器官，这些器官的总称就是呼吸道。呼吸道包括上呼吸道和下呼吸道。上呼吸道包括鼻、咽、喉、鼻窦等；下呼吸道包括气管和肺。呼吸道是呼吸系统的一部分，呼吸系统还包括空气不必通过的但对呼吸过程非常重要的器官，如横膈膜。

上呼吸道是人体最容易被感染的部位。上呼吸道感染是上呼吸道的鼻、咽、喉、鼻窦这些部位因受到致病微生物的感染所引发的疾病，比如普通感冒、流感、鼻咽炎、咽喉炎等。引发上呼吸道感染的致病微生物多以病毒为主，还可能会引发或轻微或严重的并发症。上呼吸道感染较常见的症状是流鼻涕、鼻塞、咳嗽、喉咙痛等，也可能会出现全身症状，如全身酸痛、倦怠、头痛、发烧等。下呼吸道感染包括我们所熟知的气管炎、支气管炎、肺炎。

肺炎是肺部深处的感染。大多数的肺炎病例是由病毒所引起，少数肺炎由细菌引起。军团菌可以引发肺炎，严重时甚至会造成死亡。在患有肺炎的肺部，受到影响的肺部在胸部 X 光透视中会显示白色。白色的阴影是由肺部气囊中的积液所造成。在居家照顾肺炎患者时，要让患者饮用足量的液体（如水、果汁、鸡汤等），以避免脱水，还要让患者远离烟雾环境和其他刺激肺部的环境。

细支气管炎是常见的肺部感染，一般是由病毒所引起，导致肺部的微小呼吸道肿胀。这些微小的呼吸道被称为细支气管。肿胀令呼吸道变窄，继而造成呼吸困难。大多数细支气管炎是由呼吸道合胞病毒所引起。大多数小孩在 2 岁左右时感染呼吸道合胞病毒。患有细支气管炎的大多小孩只是轻度的咳嗽和哮喘，一般大约持续7～10天，严重者还会出现呼吸困难。但在某些情况下，即使病毒已经不存在，但小孩的咳嗽或轻度哮喘仍然会持续数周。在居家环境照顾细支气管炎患者时要鼓励患者多喝水、果汁或鸡汤，以补充足够的水分，并且要令患者远离烟雾环境和其他刺激肺部的环境。

　　小孩的上呼吸道感染不同于成人。小孩因为免疫系统尚未发展完全，就特别容易感冒，还特别容易引发并发症，如中耳炎、鼻窦炎等，甚至肺炎。

　　人体的呼吸道有其自己的防御机制。鼻腔能对吸入的空气起到过滤和清洁的作用。鼻毛能将大分子异物、灰尘，甚至蚊虫等阻挡在外。鼻黏膜细胞表面的微小纤毛，通过有规律有秩序的摆动，将身体代谢掉的组织细胞和侵入人体的致病微生物运送到鼻腔后端，然后再进一步或由口吐出或吞下胃里继而被胃酸杀死。鼻黏膜受到刺激时就会打喷嚏或咳嗽，以避免将过量的分泌物和异物吸入鼻腔和气管。正因为有鼻腔的防御机制，所以致病微生物就不能长驱直入，继而直接侵犯到气管和肺部所在的下呼吸道。

　　但是，人体自身的防御机制无法抵御所有的致病微生物，尤其是致病力强的病毒病菌。在人类历史上，经飞沫和空气传播的呼吸道传染病，包括麻疹、大流行流感、肺鼠疫、结核病等曾夺去无数人的生命。目前，由于疫苗的普及，麻疹已经不再肆虐人类，但结核病的威胁仍然存在。经飞沫传播和经空气传播的呼吸道传染病一旦传播开来，就很难加以预防。因此，我们平常就要时刻加以戒备，并要遵循全面防范的卫生原则。至于疾病是否会发生还要看接触到病菌病毒的数量和毒力、人的自身抵抗力、环境因素。提高自身抵抗力的方法，包括全面营养、均衡饮食、适当运动、充分睡眠、减轻压力等。良好的卫生习惯也能帮助我们最大限度地减少这些疾病的传播和控制这些疾病的蔓延。经呼吸道传播的传染病包括流感、风疹、百日咳、腮腺炎、猩红热、麻疹、水痘、结核病等个。汉他病毒也会通过空气传播。手足口病可以经飞沫传播，诺罗病毒也可以经飞沫传播。

7.2.2 呼吸道礼节

呼吸道礼节是妥当处理口鼻分泌物的方式。在咳嗽、打喷嚏或擤鼻子时要用纸巾遮掩住口鼻，再将口鼻分泌物用卫生纸包好，然后最好是丢弃到冲水马桶里冲掉，或者包裹在塑料袋里密封起来，再妥善地放入有盖的密闭垃圾桶里。在处理口鼻分泌物后还需要及时有效洗手，在缺乏有效洗手的卫生设施时，可以用酒精液搓手。

在咳嗽、打喷嚏或擤鼻子时，若是没有纸巾或来不及使用纸巾时，要以手臂衣袖掩住口鼻，以避免将飞沫散播到空气当中。不要以手遮住口鼻，因为双手可能沾染上病菌病毒，若是无法及时洗手，就可能更易传播给他人。

在大声谈话或者大笑时，也有可能将潜在的病菌病毒随着飞沫排出体外。所以，在对谈或大笑时，一定要注意不要让自己的飞沫溅到别人身上。在接触过自己的或他人的口鼻分泌物后都应该及时有效洗手或用酒精液搓手。

7.2.3 防范长滩军团菌

有一种被称为"长滩军团菌"的军团菌通常存活在土壤和盆栽混合土中。有些国家法律要求在这些混合土包装标签上必须注明警告和所应采取的防范措施。目前世界上所发现的军团菌有两种，一种为嗜肺军团菌，另一种是长滩军团菌。嗜肺军团菌一般会污染中央空调的冷却水塔、喷水池、淋浴喷头、游泳池等，而长滩军团菌一般会污染土壤和盆栽混合土。

防范经盆栽或混合土所引起的军团病的一般措施如下：（1）在盆栽土中加水，以减少尘土飞扬；（2）在接触盆栽土时，佩戴个人防护用品，包括佩戴防护口罩和手套；（3）在接触盆栽土之前和之后要及时有效洗手。

7.2.4 控制室内空气品质

在居家环境中采取若是能相应的措施，包括良好的通风换气、保持阳光充足、避免过度拥挤、避免产生气雾微粒和气雾尘埃，就可以减少居家环境空气中的致病微生物的浓度,以减少罹患传染性呼吸道疾病的几率。

良好的通风换气 在气候气象和地理条件允许的条件下,可以通过开窗开门的自然通风的方式,以达到通风换气的目的。加强室内的通风换气,可以将室内空气中可能含有的致病微生物的密集度降低,进而减低受到传染病感染的几率。利用机械通风可以用来补充自然通风的不足。比如在厨房和卫浴室可以安装排气扇,并保持适当的温度和湿度。通风不良和潮湿阴暗的密闭空间不仅会让病菌病毒的密集度增大进而增大传染几率,而且还会降低人体对疾病的抵抗力。良好的通风换气是呼吸道卫生的首要内容。

保持阳光充足 让阳光进入室内,让阳光里面的紫外线杀死病菌病毒。窗户可以屏蔽掉一大部分的紫外线,所以应该尽量选用可以开启的窗户。景观窗虽然好看,但却对防范传染病不利。

尽可能避免过度拥挤,尤其是卧室 在人口密集的室内场所,经常会发生群聚性经呼吸道传播的传染病病例。在集体宿舍中,最好床与床之间保持至少1米以上距离,并且在睡眠时最好采取以头对脚的方式。

避免产生气雾微粒和尘埃 在居家清洁时,要尽量使用液体清洗剂,并轻拿轻放,以尽可能减少产生气雾微粒的可能;给马桶冲水时,要将马桶盖子放下关上,以避免水花飞溅和产生气雾微粒;在除尘时,尽可能使用稍微打湿的抹布或纸巾,以避免使用扫把或造成灰尘飞溅的用具。

7.2.5 自我隔离

引发呼吸道传染病的病菌病毒特别容易在人口密集场所和人口密集机构流行和蔓延开来。避免过度拥挤的场所就可以减低罹患呼吸道

7.2 呼吸道卫生

传染病的几率。

在人际交往中，采取保持距离的策略，往往可以减低流感和结核病等传染病的传播。保持距离是尽可能减少与他人的紧密接触。彼此保持1米以上距离，可以减低罹患经飞沫传播的呼吸道传染病的几率。在与人交谈或从事其他活动时，彼此之间最好能保持在相隔至少1米以上。因为在1米以内的近距离内可以直接接触到患者或携带者的口鼻分泌物，许多经飞沫传播的致病微生物，通常在一定距离后，就不具有传染力。

许多肠道传染病也可以通过呼吸道传播。比如，诺罗病毒感染可以经过粪口传播，也可以通过呼吸道传播。阿米巴寄生虫病也有因呼吸后吞饮而导致感染的病例。因此，在肠道传染病期间和呼吸道传染病期间，尽量力求避免过度拥挤和通风不良的密闭空间，尤其要避免大型集会，以减少患病几率。通风不良的密闭空间，一般包括机场、飞机、商场、餐馆、地铁、学校等。若是不得不停留在密闭空间，要经常注意通风换气，并且与人之间保持至少1米的距离。

感染上流感的患者最好实行自我隔离。流感患者在发病期间和其后数天最好留在家里和避免外出，要积极求诊医治和按时服药，以及时治愈和恢复健康；最好不要从事准备食物的工作；最好单独居住一个房间，并与他人隔离。

感染上结核病的患者以及紧密接触者都要尽快就医、就诊、并积极治疗。结核病经空气传播，所以极易令周围大量的人同时受到感染。结核病患者应该尽快寻求治愈的方法和尽快恢复健康，这样才能减少传染给家人和周遭紧密接触的人的几率。曾与结核病患者紧密接触的接触者，也要尽快求诊。在美国皮试阳性而X光阴性者被认为是潜伏结核菌携带者，必须服用9个月的抗生素治疗，以免将来在身体虚弱时而导致体内结核杆菌重新开始活性。

在家里有患者的情况下，患者的衣物、床上用品、餐具等等要经常进行单独地清洁和消毒处理。在处理患者的呕吐物、口鼻分泌物、排泄物等体液时，要进行清洁和消毒。在清洁房间时，注意不要抖动床单或使用干拖把扫地等，以免将致病微生物飞扬到空气里去。在家里没有患者的情况下，在传染病如流感流行期间，也要经常进行清洁和消毒处理。

7.3 牙齿保健

日常的牙齿保健是维护牙齿健康的最根本方法。日常的牙齿保健包括正确刷牙和正确用牙线。牙刷和牙线是牙齿保健最基本最简单的工具和用品。看牙医、作牙齿检查、洗牙也必不可少。

牙齿保健的目的是为了减少罹患蛀牙和牙周炎的几率。那种认为年纪大时牙齿就非脱落不可，所以只要不影响日常生活就暂时不理不睬的想法是完全错误的。实际上许多人因为受益于平常牙齿的保健，在七八十岁的时候没有蛀牙也没有牙周病，在临终前牙齿也颗颗健在。牙齿健康是人的全身健康的重要组成部分。牙齿保健，不仅可以减少罹患蛀牙和牙周炎的可能，还可以减少全身疾病的发生。牙齿保健对于常见慢性病（如糖尿病、高血压、心血管病等）可以帮助进行有效的控制。拥有一口好牙的秘密，就在于日常的牙齿保健。

7.3.1 牙齿的结构

人的一生有两副牙齿：乳齿和恒齿。乳齿大约在小孩子出生后6个月开始长出，到两岁半左右就全长出来，乳齿共有20颗。恒齿大约在6岁开始陆续长出并取代乳齿。成人的恒齿共有32颗，其中包括4颗智齿。智齿是口腔中最靠近喉咙的牙齿。有人没有智齿，所以就只有28颗牙齿。

成人的牙齿总共可以分为扁平的门牙、尖形的犬牙、臼形的臼齿（又叫磨牙）。从中间的牙缝开始，每半排的牙齿分别是正门牙、侧门牙、犬齿、第一小臼齿、第二小臼齿、第一大臼齿、第二大臼齿、第三大臼齿（智齿）。扁平的门牙像切刀一样，用来切碎食物；尖形的犬牙像钳子一样，用来撕碎食物；而臼形的磨牙像锉刀一样，用来磨碎食物。

每颗牙齿都可分为牙冠和牙根两部分，牙冠是暴露于口腔的部分。牙冠的表面是珐琅质。珐琅质是牙齿的最外层，主要由钙和磷组成,在正常情况下呈白色,是人体最坚硬的组织。珐琅质除了咬碎食物外,还起到保护下层的象牙质的作用。在珐琅质一旦被破坏时,就不能像人体其他组织一样会再自行修复。珐琅质内部没有神经和血管,即使被破坏了也没有疼痛的征兆,所以定期做口腔检查和看牙医的目的就是为了能及早发现和及早加以治疗。

象牙质位于珐琅质和牙髓之间,主要由钙和磷组成。象牙质终身都会继续不断的生长。当蛀牙形成时,象牙质会自行长出新的象牙质修复,从而防止牙髓的暴露。但是当蛀牙破坏过快时,象牙质来不及生长和修复,来不及防止牙髓的暴露。象牙质对外界的刺激会有疼痛反应。象牙质通常是微黄色的,由于恒齿的珐琅质的透明度比乳齿高,因此恒齿比乳齿黄。随着年纪渐长,象牙质不断增厚,牙齿也就会变得更黄。

牙髓是牙齿内部的软组织,充满了神经、血管、淋巴管,并与颚骨内的神经、血管和淋巴管相连接。外来的刺激可能会让牙髓发生退化,甚至死亡,整个牙髓也会逐渐变小。

牙骨质是位于牙根部分的组织,跟骨髓有相同的构造,通常终身不断地生长。牙骨质内的纤维将牙齿牢固地附着在颚骨内牙根上。牙周韧带位于牙根和齿槽骨之间,与牙龈和齿槽骨相连接,起到稳固牙齿的作用。当牙髓坏死时,细菌会向外扩散,首先波及的就是牙周韧带。牙周韧带被细菌感染而发炎就是牙周韧带炎。此时病人会感到牙齿浮动,咬动时感到疼痛。

齿槽骨是包围牙根的颚骨和支持牙齿的组织。当牙齿脱落时,齿槽骨就会逐渐消失。正常的牙齿在 X 光片上可以看到牙根部周围有条完整的白线,若是牙髓疾病或牙周病病人,就会看到这条白线的完整性遭到了破坏。这条白线就是齿槽骨的硬板层。

牙龈就是牙肉,是覆盖并且保护牙周的组织。健康的牙龈呈粉红色,坚硬而有弹性。老年人的牙龈会随着年龄逐渐萎缩,而将牙根部露出,由于牙根部的敏感则会感到酸痛。贫血病人的牙龈会呈现苍白的色泽。当牙龈发炎时,牙龈会边缘红肿、易出血,并与牙齿分离而产生牙袋,不仅会造成初期的牙周病,还会由于残余食物的堆积腐败而形成口臭。牙周病初期没有疼痛的感觉，往往会被忽略掉。

7.3.2 常见牙病

蛀牙 蛀牙就是龋齿，是最常见的牙齿疾病。蛀牙是牙齿的无机物部分脱钙，继而让有机部分受到破坏。蛀牙不会不治而愈，更不会自行修复。治疗蛀牙，只是阻止其进一步恶化的方法而已。蛀牙是慢性疾病。

蛀牙发生的原因很多。现在普遍的一种假说是，在牙齿表面往往会有上皮细胞、细菌和残留食物。口腔内细菌包括乳酸菌、链球菌、酵母菌、葡萄球菌等。这些细菌常常在牙齿难于清洁的部位积聚。积聚在牙齿和牙龈周围的细菌会在牙齿表面形成一层薄薄的黏性生物膜，也就是牙菌膜。每次进食后，牙菌膜内的细菌就会分解食物（尤其是碳水化合物）当中的糖分，继而产生酸性物质。如果这些酸性物质未能得到唾液的中和，就会侵蚀牙齿。如果牙齿持续受到侵蚀，就会引起牙齿的无机部分产生脱钙，并引起牙齿的有机物质遭到破坏，从而导致蛀牙。

在蛀牙最开始的阶段，酸性物质只会部分侵蚀珐琅质，所以有人开始蛀牙时，虽然牙齿表面完整无缺，偶尔仍然会感到牙齿酸软。当蛀牙延伸到象牙质，就会形成牙洞。当进食冷热酸食物时，牙齿酸软的情况就会变得更频繁。当蛀牙蔓延到牙髓部位时，就会引起剧烈疼痛。细菌甚至会扩散到附近的牙周组织，引起发炎或脓肿，从而引起剧痛，甚至影响睡眠。持续下去，牙齿就会因为受到细菌的感染而死掉。

牙齿的先天状况会直接影响蛀牙的发生几率。如果母亲妊娠时营养不足，就会影响胎儿的牙齿。孕妇在怀孕过程中因服药或罹患疾病也会造成胎儿牙齿的不健康。小孩生长过程中罹患疾病和营养不足也会影响其本身牙齿的健康。唾液的性质也会影响蛀牙的发生几率。残留食物积聚在牙齿的难以清洁的部位，也会影响蛀牙的发生几率。所以，若是能正确刷牙和用牙线，以控制残留食物在牙齿积聚，就可以

7.3 牙齿保健

起到预防蛀牙发生的作用。

牙周病 牙周病是牙齿周边组织的病变，如牙龈炎、牙龈萎缩等。许多成年人都患有牙周病。一旦患上牙周病，牙周组织就受到永久破坏，牙龈和齿槽骨会逐渐萎缩，最后导致牙齿脱落。

一般来说，牙菌膜是导致牙龈炎的元凶。牙菌膜内的细菌分泌毒素引起牙龈组织发炎，并形成牙周袋。当牙菌膜被唾液钙化后，就形成牙结石。牙结石随着逐渐钙化而变硬，并呈现黄色、棕色或黑色。

牙结石的形成原因，可能是由于唾液中的二氧化碳浓度降低，促使无机盐沉淀于牙齿表面上，或者由于细菌使唾液的酸碱值升高而呈碱性，造成唾液中的蛋白质分解，释放出钙质，继而沉淀于牙齿表面上而形成。

牙结石形成的速度因人而异。一般来说新生的牙结石需要12～15小时。刚刚形成的牙结石还是软软的，经过一段时间的钙化后才会慢慢变硬。所以在牙结石形成之初，正确刷牙就可以轻易地清除牙结石，要是等到钙化后就不易清除了。

牙结石对口腔而言，是一种异物，不断刺激牙周组织，影响血液循环，造成牙周组织的病菌感染，引起牙龈发炎萎缩，并形成牙周袋。由于牙结石表面粗糙，更多的牙菌膜和残留食物会进一步积聚在一起，令病情恶化，最后会将牙周组织全部破坏掉。

预防蛀牙和牙周病的策略就是平日经常彻底清除口腔内残留的食物碎屑、牙齿表面的牙菌膜和刚刚形成的牙结石，继而减少口腔环境中的致病因素。预防蛀牙和牙周病，在于每天日常的牙齿保健，包括在每次用餐后以正确的方法刷牙和使用牙线；以及定期口腔检查和专业洗牙。口腔检查的目的是为了及时发现问题并加以解决，专业洗牙的目的是为了清除平常自己无法清除掉的牙结石。

7.3.3 牙齿保健的具体方法

护齿用品的选用 护齿用品主要包括牙刷、牙膏、牙线、牙间刷、漱口杯。漱口水的主要目的是为了去除口腔内的味道，但漱口水会伤害口腔内黏膜，所以不少牙医建议口腔黏膜有破损者最好不要用漱口水，只要正确刷牙和用牙线对于日常的牙齿保健就已足够。

选用合适的牙刷至关重要。牙刷的种类很多，每个人的口腔大小和口腔结构都不同，所以选用哪一种牙刷也因人而异，重要的是，要选择一款最适合于自己的、能在口腔内灵活转动的、能刷到牙齿所有牙面和所有角落的最佳牙刷。口腔里有些部位特别难以刷干净，比如颊侧的磨牙。在选择牙刷时，一定要选择能易于刷到颊侧磨牙的牙刷。

普通牙刷和电动牙刷可以同时使用，电动牙刷尤其适用于手部不方便用力的关节炎患者。但是，因为电动牙刷瞬间转速快，如果使用不当，容易损害牙齿和牙龈，所以要小心使用。

在选择牙刷时，可以从牙刷长度、刷头大小和形状、刷毛形状和排列、刷柄设计的几个方面加以考虑。从牙刷长度和形状来看，要选择长度适中和能够容易刷到牙齿的所有牙面和所有角落的牙刷。

牙刷刷头分为长方形和钻石型（尖头形）。钻石型头端牙刷的末端设计比方形更尖，继而更容易深入口腔内清洁。选择哪一种刷头，因人而异，重要的是要根据自己的口腔大小而选择大小适宜、容易伸入口腔内部、并容易清洁颊侧磨牙的刷头。口腔较小者如果使用刷头过大的牙刷，就很难深入到口腔最里面。对某些人，钻石型刷头更容易清洁颊侧磨牙。从刷头的大小和形状来看，要选择刷头大小适宜、能够容易伸入口腔内部、容易清洁颊侧磨牙的刷头；对某些人，尖形头端更容易清洁颊侧磨牙。

刷毛的形状可分为波浪型、扁平型、全接触型、单束毛型。扁平型的刷毛排列平整。波浪型刷毛据称更容易接触到牙齿间的邻接面位置。全接触型刷毛的毛束末端较长，据说若能使用正确和放置合适，可以呈45度角贴近牙龈边缘，能有效地清洁牙龈边缘较难刷的部位。单束毛牙刷是专门用来清洁一般牙刷很难刷到的地方，可以有效地清洁智齿和排列不整齐的牙齿。单束毛牙刷一般是圆头刷毛，刷头部分采取弯曲设计，并且握柄纤细。在刷毛的选择上，务必要选择材质安

7.3 牙齿保健

全且无副作用、软硬适中、刷毛细致、末端被打磨过而呈圆形的、毛束不过多过密的刷毛。

刷柄一般可分为直柄型、曲柄型、防滑型、弹性刷柄。传统的牙刷都是直柄型，曲柄型的设计据说可以更容易深入到口腔里较难刷到的地方。防滑型刷柄具有防滑功能，可以避免在刷牙时牙刷滑掉。弹性刷柄的设计据称可以避免因牙刷压在牙龈上的压力过大而造成牙龈受损。在选用刷柄时，重要的是要选择便于抓握、舒适稳定、且不会妨害刷牙动作的即可。

被磨损的牙刷会损伤牙龈组织，所以定期更换牙刷非常重要。当牙刷刷毛外翻时，就应该换掉。牙刷是易耗品，寿命约为1个月。

牙膏是用来清洁牙齿的，刷牙时要小心，切记不要将牙膏吞咽到体内。牙膏的基本成分包括研磨剂、洗涤泡沫活性剂、保湿剂。研磨剂约占牙膏总重量的27%，常见成分包括碳酸镁、氢氧化剂、二氧化钛等。研磨剂是牙膏中最具清洁作用的成分。刷牙时通过研磨剂与牙齿的摩擦作用以除去牙菌斑。牙菌斑由口腔中的细菌和食物中的糖类所形成，常附着在牙齿表面和牙龈边线上，令更多细菌增长和繁殖，继而腐蚀牙齿，日久还会形成牙结石。洗涤泡沫活性剂是牙膏中产生泡沫的成分，主要成分包括脂肪硫酸钠等，用于降低牙齿表面唾液的表面张力，进而穿透和分解牙齿表面的沉积物。保湿剂约占牙膏总重量的32%，常见成分是甘油、山梨醇等，用于保持牙膏的水分，防止牙膏干燥变硬。水占牙膏的37%。药膏里面还包括增稠剂，目的是为了保持牙膏中液体与固体的均质性。芳香剂用以去除口臭，糖精用来掩饰牙膏中的苦味，香味剂如薄荷油等用来增加牙膏的口味。牙膏里还有其他的添加物，比如含氟牙膏，防牙结石牙膏，防敏感牙膏。哪种牙膏最适合因人而异。有些人对某种牙膏过敏，就要更加小心选用。

牙线有很多种。涂蜡的牙线比较润滑，容易滑进牙间缝隙。含薄荷味牙线能令人感觉清新，但实际上清洁作用跟其他牙线并无不同。含氟牙线是加了氟离子。扁平牙线是为了增加牙线与牙齿的接触面，弹性牙线的质地像海绵一样柔软，适合狭窄牙间缝隙的人士使用。圆形牙线比较细，是通常使用的一种。特效牙线分为三部分，较硬部分、纤维部分和普通牙线部分。较硬部分可以较容易穿入牙齿与固定矫正器值的缝隙，或穿入牙桥底部。纤维部分用于清洁戴上矫正器的牙齿和牙缝较宽阔的部分，以及牙桥底部。

护齿用品的存放 每个人都应该有自己的牙刷、牙膏和漱口杯。在不用时，牙刷、牙膏、漱口杯都应该存放在清洁干燥的地方。在每次刷牙之后，牙刷和漱口杯应该用流动安全的水冲洗干净并且尽可能甩干，然后放置在通风良好且清洁干燥的地方。

在存放牙刷时，每个人自己的牙刷不应与他人的牙刷共放置在同一个杯子里，而应该分开放置，牙刷与牙刷之间不应该相互接触，以免病菌病毒在牙刷之间的传播。牙刷在不用时应该让刷头朝上，直立放置在漱口杯里，并确保尽快风干。牙刷不应该被覆盖起来，因为温暖潮湿的环境是最易于助长病菌、病毒、霉菌滋生和繁殖的环境。

在下列情形应该及时更换牙刷：(1) 当牙刷有明显污渍而冲洗不掉时，就应当及时更换；(2) 当牙刷刷毛已经弯曲破损时，就应该及时更换，如果在短时间内牙刷刷毛就已经开始弯曲破损，可能是由于刷牙过于用力，刷牙过于用力会损害牙齿；(3) 在患有感冒或其他呼吸道疾病之后应该及时更换牙刷；(4) 在生病的当天更换牙刷，以免含有致病微生物的牙刷令人重复感染；(5) 在痊愈之后应该更换牙刷。

每个人的漱口杯都应该只作刷牙之用，而不能用作他途。

正确刷牙 在每次进餐之后以恰当方式刷牙，就可以及时清除口腔内所残留的食物碎屑、牙齿表面的牙菌膜、刚刚形成的牙结石，以达到预防和控制蛀牙和牙周病的目的。

在进食后，食物碎屑常会残留在口腔里面，特别是挤在牙齿缝隙当中，以及牙齿与牙龈交接处的牙龈边缘。当食物碎屑在口腔里面腐烂后，就会造成蛀牙和口臭。如果是不干净的食物，还会造成直接对于口腔的伤害，所以正确刷牙和正确用牙线就非常重要。

7.3 牙齿保健

刷牙和用牙线的目的就是为了在每次进食之后，将口腔内的残留食物、牙菌膜、刚刚开始的牙结石清除干净，尤其是将牙齿缝隙间的牙菌膜和在牙龈边缘的牙菌膜和刚开始形成的牙结石。牙菌膜最易于积聚在牙齿缝隙间和牙龈边缘。牙齿表面和牙龈边缘若长期累积牙菌膜，硬化后就会变成牙结石。一旦有了牙结石，就只能请牙医帮你去除了。

每颗牙齿都有四个牙面：外侧面、内侧面、咀嚼面（又叫咬合面）和牙齿邻接面，这四个牙面都需要清洁干净。牙齿缝隙之间和牙龈边缘最容易藏匿残留的食物碎屑和产生牙菌膜，就更需要精心地清洁干净。

了解自己口腔结构的特点非常重要。口腔结构非常复杂，而且凹凸不平的区域较多，每个人的口腔结构又都不同，所以了解自己的口腔结构非常重要。牙菌膜最容易附着在牙齿的邻接面和颊侧磨牙的部位积聚起来。所以在刷牙时，尤其要用心仔细从不同方向和不同角度将刷毛尽量贴近牙间缝隙处和牙龈边缘，采用不同的动作才能彻底地清洁牙齿。

以恰当的顺序刷牙也非常重要。为了避免遗漏，可以先刷上排牙齿，先刷上排牙齿的外侧面、再刷内侧面、然后再刷咬合面。牙齿间邻接面和牙齿和牙龈交接处的牙龈边缘要同时刷干净。刷完上排牙齿，再刷下排牙齿。如果两手都能灵活使用，就能达到最好的效果。颊侧磨牙的外侧面用同侧手刷，颊侧磨牙的内侧面用对侧手刷，咬合面用同侧手刷，前面的门牙用右手刷。

每个人都应该选用适合于自己口腔结构的刷牙方法。不同牙齿的部位可以采用不同方法来清洁，可以从不同的方向、以不同的角度、采取不同的动作来采取有效的方法，目的都是为了能有效地清除牙菌膜和残留食物。

下面是一些牙医专家曾提出的一些刷牙的方法：（1）贝氏短横向振动法。将刷毛指向牙龈，使刷毛进入并贴近牙齿边缘和牙齿间缝隙，令刷毛与牙面呈45度角，让部分刷毛贴近牙齿表面和部分刷毛贴近牙龈上，在牙龈边缘上作前后短距离内作短横向轻轻振动。刷牙时只需轻轻地按压刷毛,而不要过于用力而令刷毛弯曲。这种方法清洁能力强,能有效地清除牙龈边缘和牙齿间邻接面的残留食物和牙菌膜。(2)旋转法。将刷毛毛束尖端指向牙龈,朝着牙齿咬合面的方向,贴近牙齿表面轻轻地反复作环形状旋转,以去除所有牙齿缝隙间的残留食物和牙齿表面的牙菌膜。(3)拉锯式横刷法。将刷毛贴近牙齿表面,反复拉锯式横刷,或者用无菌纱布沾水横擦牙齿表面,以去除牙齿表面的牙菌膜。

大多数未经过刷牙训练的人只用横刷法,横刷法无法清洁牙齿间缝隙和牙龈边缘。其他的方法这里略去,但无论采用怎样的方法,重要的是,要将牙齿间邻接面和缝隙,以及牙龈边缘处的残留食物和牙菌膜清除掉。颊侧磨牙(尤其是智齿)比较难以清洁,更用选用不同的方法、尝试不同的方向、放置不同的位置、以不同的角度彻底刷干净。这些位置,还需要配合牙线的使用,才能确保达到洁牙的效果。

患有关节炎的患者可以使用电动牙刷。在使用电动牙刷时,要慢慢将刷头移动到每一颗牙齿上,刷头必须沿着牙龈与牙齿的轮廓移动。让刷头在牙齿上停留数秒后,才能将刷头移动到下一颗牙齿上。牙齿外侧面、内侧面、咀嚼面所有部位都要刷干净。让刷头沿着牙龈边缘移动。不要挤压或用力刷动刷头,让刷头自己刷牙。

每天早晚都要刷牙。经过了一整晚之后,早晨起来要刷牙。睡前刷牙尤其重要,因为睡觉时唾液是处于静止状态,因此口腔中的细菌更容易在这时候聚集,从而造成蛀牙。每次吃饭之后要刷牙(吃完甜点之后尤其要刷牙)。减少食用零食的次数至关重要,尤其是含糖、酸性食物和饮料。

正确使用牙线 刷牙可以清洁牙齿的外侧面、内侧面和咀嚼面,但却无法清洁牙间邻面和牙龈沿线。使用牙线的目的,就是为了清洁牙刷刷不到的地方,如牙间邻面和牙龈沿线。刚开始使用牙线时,牙龈可能会出血,但在使用了一阵子之后,牙龈就会恢复健康并停止流血。如果牙龈不断地出血,就可能已经开始牙周疾病了。每天都应该用牙线彻底洁牙至少一次。经常清洁牙间邻面和牙龈沿线,才能有效

7.3 牙齿保健

预防牙周病。

妥当使用牙线的一般步骤如下：(1) 先将双手洗干净；(2) 取约为50厘米长的牙线，将牙线两端分别缠绕在两手的中指上，两手指间留下2～5厘米长的牙线；(3) 将牙线拉紧，一端用食指，另一端用拇指，一手在内，另一手在外，将牙线小心地沿着两牙间的邻接面，以拉锯方式缓慢地移入牙间缝隙，直至牙龈，切记小心不要让牙线刮到牙龈，尤其是要注意嵌入牙线时不要过快，应缓慢地以拉锯方式移入牙间缝隙，将牙线拉成C型围住牙齿，避免用力过猛而扯伤牙龈，尽量贴紧牙齿表面反复轻轻地上下移动，将牙齿邻接面和牙缝间彻底清洁干净；(4) 用同样的方法去清洁同一牙缝中相对的另一个牙面以及其他牙缝的牙面；(5) 每一颗牙齿都要清洁，牙龈线下方部位也要清干净；(6) 使用牙线结束后，要立即漱口。

定期口腔检查和专业洗牙 应该定期拜访牙医，至少一年一次。牙医可以发现牙齿受蛀蚀和牙龈疾病的早期现象，因而可以及早处理问题。

在下列情况时，应前往牙医诊所就诊：(1) 在进食甜食或者冷热食品时发生牙痛；(2) 当牙齿上出现可见的小洞或者退色斑点时；(3) 出现牙龈萎缩或者出血，尤其是在刷牙或用牙线时；(4) 出现口臭，可能是由蛀牙或牙周病所引起；(5) 当下颌疼痛或牙齿松动时。

专业洗牙的目的是清除附着在牙齿表面的牙菌膜、牙结石和牙渍，令牙齿干净平滑，以减少罹患蛀牙和牙周病的几率。在专业洗牙时，一般是用牙科工具或超声波洗牙机，将自己难以去除的牙结石清除干净，再用浮石粉打磨牙齿表面，或利用空气将碳酸氢钠与水混合后喷向牙齿表面，以去除牙渍及保持牙面平滑。

在经专业洗牙后，要注意在洗牙后的数天里，可能会感到口腔轻微不适或者有牙龈出血的现象。口腔不适及牙龈出血现象会逐渐消失，牙龈也会恢复健康。

婴幼儿的牙齿保健 初生婴儿的唯一食物是奶水，四个月大的婴幼儿就可以添加各种辅助食物。两岁前的婴幼儿的主要食物依然时母乳或代用品，五岁儿童的饮食就可以完全跟成人一样了。

当婴儿睡觉时，不应让婴儿吸吮奶瓶睡觉，也不应将婴儿使用的橡皮奶嘴浸入蜂蜜或果汁中。如果小孩经常生病，还没有长出来的牙齿就可能会出现颜色或结构上的改变，如珐琅质发育不全。这样的牙齿如果没有适当的护理就容易导致蛀牙。如果小孩在定时用餐之后频繁进食，就会容易导致蛀牙。

预防蛀牙的一个方法就是良好的饮食习惯，包括均衡营养、定时用餐、戒食零食、少吃糖类等，以减少罹患蛀牙的几率。多一次进食，牙齿就多一次受到细菌和糖类所形成的酸性物质的侵害，罹患蛀牙的机会就由此加多。糖类果汁最容易导致形成牙菌斑。

从小孩出生开始，家长就应该每天用柔软的无菌纱布或无菌棉花帮小孩清洁口腔。从开始有第一颗牙齿开始，家长就应该每天给小孩在每天早上起床之后以及晚上睡觉前用软毛细头的牙刷帮小孩刷牙。最初刷牙时，不需要牙膏，等小孩懂得吐水后才开始使用牙膏，每次为小孩刷牙时应当只用豌豆粒大小的牙膏。

另外，三岁以下小孩不要使用含氟牙膏。为小孩刷牙的无菌棉布应该只是专门用作为小孩刷牙所用，而不应该再用作他用，而且每个小孩都应该有自己的无菌棉布，不同的小孩之间不应该互相共用。为了有效地给小孩清洁牙齿，刷牙时正确的方法是：先刷全部牙齿的外侧面，再刷所有牙齿的内侧面，最后刷全部牙齿的咀嚼面。小孩两岁后，就该自己刷牙了。

在六岁之前，由于宝宝的手部肌肉尚在发育中，刷牙技巧还未能完全掌握，家长应该每晚给宝宝补刷一次。小孩在长出第一只牙齿后6个月内或小孩一岁时，应接受第一次口腔检查。此后，每年小孩应作一次口腔检查。

纠正常见的不良习惯　家长不应该经口喂哺小孩。蛀牙和牙周病可以经由家长经口喂食传染，所以家长有蛀牙或牙周病，不要将食物经自己口中嚼碎再喂食幼儿。许多传染病可以经唾液传播，所以小孩与成人不应一起共用餐具和口腔清洁用品。无论是成人还是小孩,用手掏牙的习惯都是不良习惯。

任何人都不应与他人共用护齿用品,包括牙刷、牙膏和漱口杯。即使是在家庭里面,每个家庭成员都应该有自己的牙刷、牙膏和漱口杯。牙刷、牙膏和漱口杯的洗涤和存放更要注重卫生,确保时刻保持清洁。

未洗手就刷牙是坏习惯。在刷牙前后应该有效洗手,尤其是在成人为小孩或帮助小孩刷牙之前和之后。

7.4 身体卫生

人体是由无数细胞和细胞之间的物质(细胞间质)所组成。同种细胞和细胞间质组合起来就构成组织,几种不同的组织结合起来就构成器官,若干器官结合起来就构成系统。

人体的皮肤柔韧而富有弹性,皮肤面积因人体大小而不同。眼睛等处的皮肤最薄,手掌和足底部皮肤最厚。汗腺、皮脂腺、毛发和指甲是皮肤的附属器官。绝大多数的皮脂腺附着在毛囊上,汗腺在皮内,肉眼看不见。

皮肤包裹全身,有多种生理功能。皮肤是保护身体的第一道防线。完好无损的皮肤能够直接阻止致病微生物的侵入,又因皮肤表面呈酸性,能抑制病菌和霉菌的生长。但是,皮肤这一道防线虽然可以抵制许多种病菌病毒,但却不能抵御所有的病菌病毒,尤其是致病力强的致病微生物。我们采取全面防范的原则,以良好的个人卫生习惯来减低罹患传染病的几率。

身体卫生就是让身体各个部分经常保持清洁干净。身体卫生所需物品包括安全的水、温和的肥皂、洗发液、沐浴液、漱口杯、牙刷、牙膏、牙线、无菌棉棒、纸巾、指甲钳、干净柔软的纱布、毛巾、手巾、浴巾、梳子、剃须刀。这些物品本身要经常保持清洁干净。

身体卫生和个人用品卫生可以预防许多传染病的发生和扩散,包括头虱、沙眼、皮肤癣、蛲虫病、妇女尿道感染等。在传染病流行期间或照顾家中病人期间,若是能妥当地使用个人防护用品和妥善处理个人体液，采取全面防范的举措，就能最大限度地减少致病微生物的感染和蔓延。头虱、沙眼、皮癣、蛲虫病等。

蛲虫是寄生于人体大肠内的一种小型寄生虫，可引发蛲虫病。各种年龄都可以感染蛲虫病，但儿童的感染最为常见，尤其是在集体生活的托幼机构非常多见。蛲虫的成虫主要寄生在盲肠、结肠、直肠。雄虫在交配后不久就会死掉。雌虫一般在夜里当病人入睡后肛门括约肌较松弛时，就移到肛门外，然后由于受到温度和湿度的改变和空气的刺激，雌虫开始大量排卵。产卵后的雌虫，多数会由于干燥而死亡，少数可以返回肠腔，或进入阴道和尿道。黏附在肛门周围的虫卵若被人吞食，继而进入人体，受到胃和小肠消化液的作用，幼虫在十二指肠孵出，逐渐发育并向大肠移动，最后附着在盲肠及其附近的黏膜上，发育成成虫并寄生。

蛲虫病的主要症状是由雌虫产卵所引起的肛门周围瘙痒。患者常会睡眠不安和烦躁易怒。如果长期反复感染，对儿童身体健康会有严重影响。蛲虫若是侵入到输卵管，会引起输卵管堵塞，继而造成不育，若寄生在阑尾，则会引起阑尾炎。

蛲虫病可通过粪口传播，也可以通过间接传播。雌虫在病人的肛门周围产卵引起瘙痒，病人常用手搔痒，虫卵就会污染手指。如果这时以手指接触口腔而将虫卵再次进入体内，就会引发重复感染。另外，健康的人若是从空气中吸入虫卵，因为虫卵非常小，再经咽下，也会遭到感染。虫卵在病人的皮肤或指甲缝隙里可以存活10天之久。如果没有良好的卫生习惯（如吮吸手指，用不洁的手拿食物或玩具），常造成重复感染。

预防蛲虫病的方法就是注重个人卫生、居家卫生和环境卫生。尤其是儿童，在进食前和如厕后必须要及时有效洗手、勤剪指甲、不要吮吸手指等。最好早上起来第一件事就是洗澡，将身上的虫卵冲掉，以免重复感染。经常保持身体的清洁和衣物的干净极为重要，尤其是小孩不要穿传统的开裆裤。居家环境要经常保持清洁干净，保持良好的通风换气，以减少吸入虫卵的可能。个人用品如衣服、床上用品、玩具等要经常用热水洗涤，并用烘干机烘干或者在阳光下暴晒，以杀

7.4 身体卫生

死虫卵。不要与他人共用个人用品也至关重要。

泌尿道系统包括肾脏、输尿管、膀胱到尿道的部位，负责将人体代谢完的废弃物排出体外。泌尿道系统若是受到细菌的感染，就会引起反应。尤其是大肠杆菌，会经尿道逆行而上，继而造成泌尿道感染。泌尿道感染的症状多为尿频、尿急、排尿困难等。泌尿道感染可能发生在所有年龄层，大部分并无明显症状。男性患者易发生在1岁以下和50岁以上，而妇女患者大多发生在20~60岁间。大多数的泌尿道感染是由大肠杆菌造成的，由不良的卫生习惯所造成，并常与性生活相关。不洁性生活极容易引起泌尿道感染。

预防常见妇女泌尿道感染的一般方法如下：（1）性行为前后要洗澡，并且之后要排空膀胱。排尿的目的是为了冲掉细菌，减少积聚；（2）穿透气吸汗的衣服，少穿过紧的内衣或牛仔裤，以免通风不良让细菌滋生；（3）每天更换内衣和衣服，经常洗涤衣物，或用烘干机高温烘干，或在阳光下暴晒，保持衣服干净；（4）每天洗澡，淋浴优于盆浴。

7.4.1 头发卫生

头皮有汗腺和皮脂腺，常常会流汗和排出油脂。如果头发不干净，头皮上的油脂、头皮屑和灰尘，就会布满头发里面，头发就会发出臭味，而且会助长致病微生物的滋生和繁殖，从而导致疾病。洗头的目的，是为了去除头发上的污垢和可能潜藏在肮脏头发里的致病微生物，以减低罹患经头虱或其他致病微生物传播的传染病的几率。

洗头的频率取决于头发出汗的多少和排出油脂的多少。运动后会大量出汗，所以运动之后需要立即洗头洗澡。一般来讲，每天都应洗头一次。洗头时，用清洁的水和洗发液将头发上的油脂、头皮屑和灰尘污垢等移除，以避免为致病微生物提供其存活环境。头发卫生可以预防头虱、头癣、经金黄葡萄球菌所引起的食物中毒等。

洗发之前的准备 洗发前应该先开窗、开启排气扇，让空气流通。已经被清洗和熨烫（或烘干）的毛巾是必备用品，还要准备洗发液和梳子。在每次洗发时都应该将梳子清洗干净。用干净的温水或热水（热水更好）和肥皂，清洗梳子，并用流动安全的水冲洗干净。梳子要经常保持干燥。

妥当洗发的一般步骤如下：（1）先将头发淋湿；（2）然后将洗发液倒入手中，加水搓揉出泡沫，涂抹在头发和头皮上；（3）充分搓揉按摩头发和头皮，不要用指甲抓头皮，抓揉头发的时候，不要太用力，以免抓伤头皮和毛囊；（4）充分抓揉之后将洗发液彻底冲洗干净。耳朵后面是特别容易残留泡沫的地方，一定要冲洗干净；（5）头发洗好后，要用清洁的柔软毛巾立刻擦干。

在准备食物时的头发卫生 头发上经常会带有金黄葡萄球菌，却不会引起任何不适。金黄葡萄球菌本身经加热就可以杀死，但金黄葡萄球菌所产生的毒素却异常耐热，一般的加热方式无法杀死金黄葡萄球菌毒素。如果这些毒素存于已经烹煮的食物中，在不良的存放条件下，就可能会引起食物中毒。因此，在准备食物时，头发卫生就很重要。

在准备食物时，应确保头发干净整洁，并且要绑扎在脑后，最好是妥当地佩戴工作帽，以防头发或头发里可能含有的致病微生物掉落食物当中。若是额前有短头发，还应将短头发用发卡束到工作帽里面，以免在准备食物过程中需要用手去触摸头发或让头发直接接触到食物。

在准备食物时，切勿用手触摸头发，以免将头发里可能含有的致病微生物混进食物当中而引发食源性传染病。在准备食物时，若是有必要用手去触摸头发，则需要将头发以适当方式全部束在工作帽里面。在触摸头发后，还应重新有效洗手，然后再继续准备食物。

妥当佩戴帽子 日常生活中，有时我们佩戴帽子，或为美观，或为工作的需要。如果戴帽子，不可以过于紧绷，因为帽子戴太紧，会影响头皮的血液循环，对健康不利。在准备食物时佩戴帽子，是为了避免将头发上可能含有的金黄葡萄球菌落置在食物里面而造成食中毒。

头癣患者应该注意以下事项： 头癣患者的衣物、寝具用品和毛巾等最好单独洗涤，用热水清洗，并用日晒或烘干机高温烘干以消毒。头癣患者应该尽量避免癣块与他人的皮肤接触，以免将皮癣传染给他人。任何人都应该尽量避免使用未经清洗的可能接触过头癣的梳子、毛巾等个人用品。任何人在触摸过头癣后都要及时有效洗手。

头虱患者（以及患有头虱的小孩的父母）应该注意以下事项：（1）检查可能接触到头虱的小孩头皮：若是小孩可能接触过头虱，家长就需要检查小孩的头皮。在光线良好的条件下，用手指或梳子将小孩头发并排分成若干小束，仔细观察接近头的部分和耳后部分和颈部之上的发线底部是否有头虱的虫卵；（2）避免不安全的方法：避免使用杀虫剂、汽油、酒精、漂白剂、精华油、蒜头等方法，这些方法不仅无效，还可能有害；（3）头虱可能接触过的物品的处理：头虱接触过的衣物、寝具用品、毛巾、梳子等要以热水清洗干净。不能清洗的物品可以放置在密封的塑料袋中持续十天或者置于冰箱里48小时；（4）头虱可能接触过的汽车座椅等须以吸尘器清洁；（5）若是使用头虱药物，切勿被小孩接触；（6）孕妇或哺乳期妇女须在医生的指导下才可使用头虱药物。

7.4.2 脸部卫生

脸部会分泌油脂，如果油脂分泌得过于旺盛，就会堵塞毛孔而产生痤疮。痤疮不可以用手去摸去挤去压，因为手上极有可能附着着用肉眼看不见的致病微生物，致病微生物会使皮肤感染致病。挤痤疮还可能会让毛孔里面的脓液喷溅出来。这些脓里面含有致病微生物，若喷溅到其他正常的皮肤，就会让本来正常的皮肤受到感染，然后痤疮就会越来越严重。需要注意的是，不当的挤压会让痤疮留下疤痕。

为了避免痤疮的发生和为了避免痤疮更加严重，就要每天多清洁脸部。清洁脸部之前要先彻底洗手，再洗脸，然后用清洁柔软的毛巾擦干脸部和手部。洗脸的时候无论是使用肥皂还是洗脸液，一定要确保将泡沫冲洗干净。用来擦干的毛巾用过一次之后，就应该拿去清洗。千万不要使用不干净的毛巾擦洗脸部，肮脏的毛巾会让痤疮更加恶化。

为了预防经飞沫传播的呼吸道疾病，经常用手去触摸脸部的不良习惯必须得到纠正。

7.4.3 眼睛卫生

我们的眼睛很容易受伤，也容易让病菌病毒侵入我们身体里，继而令我们受到感染。导致眼睛受到病菌病毒感染的原因，可能是因含有致病微生物的异物进入眼睛里而造成，也可能是因用沾上致病微生物的手揉眼睛而造成，也可能是因使用别人的含有致病微生物的毛巾所造成。我们的手上有很多用肉眼看不见的致病微生物，如果没有洗干净就去揉眼睛，就可能会导致病微生物经眼睛侵入到体内。因此，平常用手去揉眼睛和口鼻的做法是非常不好的坏习惯。没有必要的话，就不要将手放置在脸上，更不要与他人共用个人用品。

对于异物进入眼睛的处理 如果有异物进入眼睛里，不要用手去揉眼睛。只要闭上眼睛，异物就会随着眼泪流出来。如果进入眼睛的东西是化学药品，就要赶快用大量清水冲洗。

在日常的眼疾护理中的注意事项 （1）在患病的眼部敷上温暖的无菌敷布，并轻轻地擦去分泌物和污垢。用过之后的敷布必须立即丢掉或者进行彻底清洗和消毒。用敷布擦洗眼睛之后还要立即彻底洗手。若是眼睛发痒，可以用敷布沾着盐水来清洁眼睛；（2）不要揉擦或触摸受到感染的眼睛。如果只有一只眼睛受到感染，就要格外小心，切勿触碰另一只眼睛，以免另一只眼睛也受到感染；（3）接触过受到感染的眼睛或者脸后要及时用肥皂和干净的水洗手；（4）患有眼疾者最好不要佩戴隐形眼镜或使用眼部化妆，直到眼睛不再红肿刺痛或有眼睛分泌物为止。病症初发期间用过的所有眼部化妆品应该全部丢掉；（5）患有眼疾者在滴眼药水或眼药膏时，可以将眼药水或眼药

7.4 身体卫生

膏滴在眼白上,因为眼白部分的敏感程度比较瞳孔和其他部分会轻些;眼药水或眼药膏深入眼睛后,要闭目一至两分钟,尽可能不要眨眼,以令眼药水或眼药膏发挥功效。

7.4.4 耳朵卫生

耳朵里分泌出来的东西是耳垢。耳垢是由外耳道的分泌物、脱落的皮肤表皮、跑进耳朵的灰尘混合而成。通常耳垢会自然脱落。

耳朵发痒,可能是感染了真菌的原因。耳道内如果潮湿就容易成为助长真菌的温床。耳朵感染真菌时,会发现有黄白色的膜状物脱落。耳朵发痒也可能是由其他原因所引起。注重耳朵的保养,就要经常保持耳朵的干燥。潮湿的环境容易感染真菌和外耳道炎。

外耳道的皮肤受到轻微的刺激就会发痒,受到稍重的刺激就会发痛。用手挖耳朵或用发夹等挖耳朵,会让耳道皮肤受伤,继而导致耳道表皮的皮肤增厚而形成湿疹,如果再有细菌感染,就会引发炎症。外耳道应该以无菌棉棒经常清洁,但切勿企图清洁耳朵内部,且不应让任何异物进入耳朵内部。

外耳道应该每天都进行清洁,尤其在油脂增多的时候。外耳道的清洁,可以用无菌棉棒轻轻擦拭,用过后应立即丢弃。如果有水进入耳朵,可以将进水的一只耳朵朝向下面,然后用一只脚起跳,水就会流出来了。在洗澡之后、游泳后,或任何其他方式导致的耳朵沾水之后,都要用无菌棉棒、干净柔软的纱布或毛巾将外耳擦干。当耳朵发痒时,切勿用手去抓,而应该用冷敷。不良的卫生习惯会让耳朵受伤,而且还可能因此感染上致病微生物。切勿用手挖耳朵;切勿用发夹或任何他物挖耳朵。

7.4.5 鼻子卫生

鼻子是非常敏感的器官,当呼吸到品质恶劣的空气(如交通工具的废气、燃烧垃圾的有毒气体、工厂排放的有毒气体)时,因为鼻子受到刺激,就会引发气喘和打喷嚏。当有些过敏原(包括花粉、尘螨、灰尘、霉菌、油烟、香水等)经由呼吸进入鼻腔时,也会造成连续性的打喷嚏和鼻塞。

在打喷嚏时,应该尽可能用纸巾掩住口鼻并将头转向没有人的方向,若是来不及用纸巾掩住口鼻,应以手臂衣袖掩住口鼻并将头转向没有人的方向,以避免将飞沫散播到空气中去。

在擤鼻子时,切记不要用手指捏鼻子,可以张开嘴巴,以减轻鼻子的压力。如果擤鼻子太用力会造成鼻孔内的纤毛毛囊受伤,继而引发流鼻血。在擤鼻子和打喷嚏之后,都应该将含有口鼻分泌物的纸巾包好丢到有盖的密封式垃圾桶里。

在流鼻血时,切记要保持镇静。先坐直,以头部向前倾,然后用食指和拇指按压鼻梁两侧,同时张口呼吸。按压约5～10分钟即可止血。在流鼻血时将头部往后仰是错误的做法,用东西塞住鼻孔也是错误的做法,因为这样会导致鼻血倒流。

在鼻孔的鼻毛过长时,就需要对鼻毛进行修剪。修剪鼻毛前要清洁双手,修剪时不可以剪鼻孔内部的鼻毛,更不可以用手拔鼻毛。修剪后也要及时有效洗手。

挖鼻孔是不良的习惯,不但会增加罹患感染致病微生物的可能,不小心还会令鼻孔受伤,继而造成流鼻血。

7.4.6　勤洗澡和勤换衣物

人体排出的汗液、分泌物、脱落的皮肤细胞、皮肤上面的灰尘、细菌等所形成的污垢,不但会刺激皮肤,引起不适,还有可能因感染致病微生物而发生皮肤病。为了保持皮肤免于受到皮肤癣等致病微生物的侵袭,最简单最有效的方法就是每天洗澡。

洗澡可以清洁皮肤、保护皮肤、促进血液循环、消除疲劳、预防疾病。洗澡的时候,首先要开启门窗和排气扇,以增加通风换气。洗澡的水温应以接近人体的体温最为适宜。关于洗澡的方式,对于妇女来讲,淋浴则比盆浴更卫生。切记要将身上的泡沫冲洗干净,并用清洁的浴巾或毛巾将身体快速擦干。在患有皮肤病时,还需要用不同的毛巾和以不同的顺序擦干身体。潮湿最易助长真菌的滋生和繁殖,所以要经常让身体保持清洁和干燥。

在户外活动时，若是接触草丛后要尽快洗澡并更换衣服。从公园回家后也应立即洗澡，并检查身体各处是否有蜱虫或恙虫，作妥善处理，还要换洗全部衣物。在从事有肢体接触的运动项目之后应该立即洗澡。

内衣与人体直接接触，人体排出的汗水每天就直接吸附到内衣上。充满了垢物和潮湿的内衣会成为致病微生物的温床。因此，为了确保肌肤的健康，内衣应该每天更换和清洗，包括袜子。与身体直接接触的衣物都应该每天更换和清洗，外套也应经常更换。

7.5 个人用品卫生

7.5.1 个人洗护用品卫生

常用的个人洗护用品包括：肥皂、洗手液、洗浴液、洗发液、洗脸液、洗衣液及其他洗涤用品，还包括其他一些用品如漱口杯、牙刷、牙膏、牙线、剃须刀、梳子、干净无菌的毛巾、无菌纱布、无菌棉棒等。

清洗剂应该选用不会令自己过敏的产品。有人对香水过敏，有人对某些防腐剂过敏，所以要根据自己皮肤的需要来选择适合于自己的产品。

个人洗漱用品的最佳存放位置当然是盥洗台附近，但如果盥洗台靠近冲水马桶，就需要考虑是否应该摆放在另外的位置。因为冲水时所产生的气雾微粒可能会污染到整个卫浴室，甚至会污染牙刷和漱口杯等护齿用品。

浴巾和毛巾等个人洗浴用品要经常用热水洗涤，用熨斗烫过或用烘干机烘干，并经常保持干燥。毛巾和浴巾等不应该重复使用。每次使用的毛巾或浴巾都应该是已经被彻底清洗干净并被烫过或以烘干机烘干过的毛巾或浴巾，否则这些洗护用品本身就可能会成为传播致病微生物的媒介。

7.5.2　个人寝具用品卫生

床铺和寝具用品（如枕头、床单、被罩等）的清洁至关重要。这些物品由于每天都和人体相接触，人体的皮屑就不可避免地会落在上面，继而成为尘螨的食物。尘螨是用肉眼看不见的微生物，可引发过敏和哮喘。若是出汗严重，出汗时所用过的枕头床单就需要立刻洗涤和更换。

应该经常用吸尘器去除床垫的灰尘，以预防和减轻过敏和其他呼吸道疾病的症状。在吸尘时，还要注意不要将灰尘抖落到空气当中，以避免直接被人体吸入。床单被罩应该经常以热水洗涤，并用烘干机烘干或在阳光下暴晒或用熨斗高温熨烫，这样可以借助于高温来杀死尘螨。床垫、枕头、被褥最好是选择可以经常洗涤和高温烘干或暴晒的质料。

许多床单和被罩为了防皱而加入某些添加剂，这些添加剂经常可以挥发甲醛，继而对健康造成不利影响。因此，在使用防皱棉质床单和被罩时最好先用高温洗涤和烘干或暴晒，之后才能再用。甲醛经高温烘干和经阳光暴晒时就可以挥发出去，以免对人体造成危害。

床单和被罩应该至少每周清洗和烘干（或暴晒）一次。床垫每个月应该调转90度，以免造成不均衡的睡垫，继而对健康不利。

每天清晨起床后，最好让床被透气，并打开门窗和开启排气扇或中央空调，打开窗帘让阳光洒入室内。让整个床铺经常保持干燥非常重要。

7.5.3　个人衣物卫生

每天用过的衣物应该与干净的衣物分开存放，以免让用过衣物上可能含有的污染物污染干净的衣物。用过的衣物更不能直接存放在洗衣机里，而应该在确保完全干燥的情况下放在有孔洞和能通风的洗衣篮里。洗衣机是用来洗涤衣物的，而不是用来存放衣物的。潮湿、充满汗渍和污垢的衣物若不及时晾干就堆砌在一起，会因闷湿而令衣物发霉发臭，更不应该丢在洗衣机里，否则会导致洗衣机的内筒生长霉菌。霉菌会导致许多疾病、诱发过敏反应和哮喘等。哮喘是非常严重

7.5 个人用品卫生 147

的疾病，严重的话会导致死亡。避免洗衣机内部生长霉菌非常重要。发霉的洗衣机会污染不但不能洗干净衣服，还会污染衣服。洗衣机在每次用过之后要敞开盖子来透气。衣服洗涤之后要立刻用烘干机烘干或在阳光下暴晒。

7.5.4 个人防护用品

面纸巾 感染呼吸道疾病的患者或过敏患者应随时随身携带面纸巾，以备咳嗽和打喷嚏等时候使用。

驱虫剂（DEET） 为避免蚊虫、蜱虫、恙螨、跳蚤、沙蝇等叮咬，可以在裸露在外面的皮肤上涂抹驱虫剂。

以下是涂抹驱虫剂的注意事项：（1）驱虫剂应涂抹在裸露在外的皮肤上，但不应涂抹在衣服下面的皮肤；（2）在涂抹驱虫剂时，避免喷触到口鼻眼和伤口处；（3）在使用驱虫剂喷剂时，不要直接喷在脸上，而应该先喷在手上，然后以手涂抹在脸上；（4）从户外回到室内后，要用肥皂和清水将驱虫剂洗掉；（5）在接触过驱虫剂的衣物应该脱下清洗干净后再穿。

口罩、护目镜、围裙、手套 正确佩戴口罩是预防呼吸道传染病传播的方法之一。老人、哮喘病人或呼吸不畅的人士不宜佩戴口罩。外科口罩仅适用于一般情况，如果能正确佩戴，则有助于预防经飞沫传播的疾病。

佩戴外科口罩的注意事项如下：（1）在佩戴口罩前、脱下口罩前后都必须彻底洗手；（2）在佩戴口罩时，要让口罩紧贴面部。口罩有颜色的一面向外，有金属片的一边向上。系紧固定口罩的绳子，或将口罩的橡皮筋绕在耳朵上，令口罩紧贴面部。将口罩上的金属片沿鼻梁两侧按紧，令口罩紧贴面部。口罩应完全覆盖住口鼻和下巴；（3）佩戴口罩时，应避免用手触摸口罩。若必须触摸口罩，应在触摸前后彻底洗手；（4）脱下口罩时，应尽量避免触摸口罩向外部分，因为这部分可能已经沾染致病微生物；(5) 使用过的口罩要弃置于有盖的可密封垃圾桶里；(6) 外科口罩应该每天更换。口罩如有破损或弄污，应立即更换；(7) 佩戴口罩时，若感到呼吸困难应立即更换。

7.5.5　切勿与他人共用个人用品

与他人共用衣物或其他个人用品可以传播许多疾病，比如共用剃须刀会传播乙肝、丙肝等经血液传播的传染病、共用毛巾可能会传播沙眼、共用水杯可能会传播许多经粪口传播的肠胃疾病、共用餐具会传播幽门杆菌感染。

7.6　一般伤口的处理

7.6.1　避免受伤

为了避免被鱼刺肉骨所刺伤，在处理鱼类和肉类时要佩戴防护手套。

为了避免被刀具割伤或被器具划伤，要确保刀具锋利。锋利的刀具一般不易导致割伤。若是有打破的玻璃，要及时清理，以免被玻璃划伤。

为避免跌倒或滑倒，在烧饭时要随时擦拭溢出在地面的食物碎屑，并尽量避免将油脂泼出，以避免打湿的地面而滑倒。厨房不应放置杂物，否则就难免在搬运物品器具时因视线被阻挡而跌倒或滑倒。

为了避免烧伤和烫伤，特别是在烧饭时喷溅出来的油脂、热锅、蒸气、电炉特别容易导致烧伤和烫伤。所以，在烹煮时最好穿着长袖衣和长裤，以保护手臂和腿部不被烫伤或烧伤。在煎炒时，要等油锅中的热油冷却后才作处理。在接触热锅时，应佩戴烤箱用手套或使用厨用毛巾。每次在掀起热锅的盖子时，要让身体尽量远离热锅，并且令热锅的把手远离火炉而不是应对火炉。

在进行居家清洁时，最好佩戴手套，以免手部被擦破磨伤。当身体处于疲劳状态时最容易受伤，所以规划得当就非常重要。尽可能地完善准备工作也可以减少受伤的几率。

7.6.2 一般伤口的止血和包扎

一般伤口护理的原则，就是预防因伤口感染而引起的并发症，以及减少因碰撞后而可能更加恶化的伤害。即使是小的伤口，也要防范被破伤风杆菌侵入而造成伤害。破伤风杆菌是一种厌氧菌，通常是经由土壤、尘土或者动物或人类的粪便从我们的伤口进入人体，但在一般浅表伤口，病菌不会生长。若创伤时伤口较深、有泥土或异物污染、又有坏死组织，局部缺氧，就形成了适合破伤风杆菌生长繁殖的环境。破伤风在伤口不会产生明显的病理改变，但会分泌出和扩散到全身的毒素而导致发病，破伤风可能会致命。

处理一般伤口的基本步骤为止血、清洗、消毒和包扎。

第一步是止血。用手指或手掌隔着无菌纱布，直接压住伤口以控制出血，大约施压5～10分钟。血液中的血小板会有效的封闭伤口和停止出血。在一般情况下，凝血所需时间不会超过3分钟。同时，最好将伤口部位抬高，使高于心脏。在紧急情况下，干净的布或衣服也可以用来止血。止血后，使用消毒生理盐水或清洁的冷开水小心冲掉止血用的纱布；不要强行撕扯仍黏着伤口的止血纱布，否则会可能扯开刚止血的伤口。另外，正在服用阿司匹林的病人，止血时间较一般人稍长。若伤口范围大，又或流血不止，就要立即送往医院处理。

然后要清洗伤口。0.9%消毒生理盐水，因为不会刺激伤口、不会有太大不舒服的感觉，是最理想的清洗伤口的用品，还适合长期使用，尤其是适合怕痛的人士。最好是使用小瓶、独立包装、用完即弃的消毒生理盐水。切记不要将未用完的保留下次使用。在清洗伤口时，可直接将药水倒在伤口上冲洗，若是使用无菌棉棒或纱布，谨记要从伤口中间向外抹洗，避免将外围的细菌带入伤口，要由上而下、由内而外。清洗伤口的棉球或纱布不能在伤口重复使用，用过之后必须丢弃。若一时无医疗用的生理盐水，也可用煮过的冷开水代替。

还需要消毒和包扎。用无菌棉棒或纱布涂上消毒药膏，一面杀菌，一面给伤口足够湿润的环境，有助愈合。为避免伤口沾到灰尘或脏东西的原则下，可以对伤口进行包扎。伤口包扎虽然不易感染，但密不通风反倒是细菌滋长温床，即使包扎的伤口也要简单舒适为主。包扎的敷料要防水透气，敷料要比伤口大。敷料应定时更换，被沾湿或被弄污时要加以更换。敷料应每天更换；敷料若被沾湿或被弄污时要立即加以更换。如果伤口出现感染症状（如红肿、疼痛、流脓）时，应该尽早求医。

7.6.3 一般烫伤的处理

一般轻微的烫伤，表现为只是红肿、但没有水泡形成的烫伤，可以用冷水冲洗冷却直到不再感觉到痛为止。不要用冰或冰水。冰或冰水会进一步损伤皮肤。一般情况下，四天左右就可痊愈。烫伤的部位要保持清洁干净。

7.6.4 一般伤口的护理

当人体皮肤有破损时，就尤其要更加关注卫生。因为破损的皮肤更容易受到其他病毒病菌的威胁。

下面是一些一般伤口和皮肤疾病的日常维护中的注意事项：（1）随时保持手部卫生；（2）当皮肤有伤口或者罹患皮肤疾病时最好不要准备食物，若是必须准备食物，需要用干净的干燥的绷带将患处皮肤完全覆盖，以防食物接触到伤口或渗液；（3）保持割伤或擦伤的伤口的清洁和干燥；（4）当皮肤伤口渗液或脓液接触过物品表面时，要及时对物品表面进行清洁和消毒，居家环境里可以选择用稀释过的漂白水进行消毒；（5）皮肤伤口渗液或脓液接触过的任何衣物、床单、毛巾等个人用品，都要及时用热水和洗涤剂清洗，并用烘干机高温烘干或者日晒以消毒；（6）用清洁的干燥的绷带覆盖住割伤或擦伤的伤口；（7）不要徒手触摸他人的或自己的伤口或绷带，若需要接触伤口时需要佩戴即弃式手套。

7.7 痰液、唾液、血液及其他体液的妥当处理

痰液和唾液的妥当处理 痰液可能是肺和支气管等鼻腔以下的呼吸管道的黏膜所产生的分泌物，也可能是因上呼吸道感染而经咳出来的黏液。所以，当患者在感冒、支气管炎、哮喘、吸烟时，痰液就会增多。痰液经常包含尘埃、病毒、过敏原等异物。

唾液就是口水。唾液和痰液会传播结核病、流感、水痘等，所以为了保护我们自己和我们周围的人，任何人都不应该随意随地吐痰。如果非吐不可的话，应该以脸朝下的方式将唾液或痰液吐到卫生纸上，用卫生纸将唾液或痰液包好，然后最好是丢到冲水马桶里冲掉，或者包裹在塑料袋里密封起来，再妥善地放入有盖的可密封式垃圾桶中。切记不要吐在盥洗台里，因为即使用水冲走后，残留在痰液里的病菌病毒依然可以造成感染。处理过自己的唾液或痰液之后要及时洗手，若没有条件洗手，可以用酒精洗手液搓手。

血液和其他体液的妥当处理 血液可以传染乙肝、甲肝、艾滋病等严重疾病，所以对于血液和其他体液，应该采取全面防范的卫生原则，将所有血液和体液视作含有致病微生物的高危险物。在接触血液或含血液的体液时，必须佩戴手套。若可能会有血液或体液飞溅的情形，还应该同时佩戴口罩、护目镜、穿长袖衣、长裤、长袜、长靴，以免皮肤被飞溅起来的血液所感染。若是手或皮肤接触到血液或体液，应立刻用流动安全的水和肥皂彻底清洗干净。在每次脱掉手套后，也必须立刻清洁手部。皮肤上在有开放性伤口或皮肤炎症时，应避免接触血液或体液；如果必须接触血液或体液，则要用防水敷布覆盖住伤口，以免伤口被血液或含血液的体液所污染。

参考资料:

- Brown N J. Health hazard manual for cosmetologists, hairdressers, beauticians and barbers[M/OL]. Ithaca, NY: Cornell University, 1987. http://digitalcommons.ilr.cornell.edu/manuals/6.

- 关于个人洗护用品的成分说明:
  http://householdproducts.nlm.nih.gov/

第8章 居家卫生

在居家环境里如果能够遵循卫生的原则，让居家各处都经常保持整洁干净的状态，就可以减少让食物受到污染的机会、减低室内空气中污染物的浓度、避免招致虫鼠，继而对居家环境里的致病原加以有效控制，以达到预防疾病和维护健康的目的。充足的自来水供应是居家卫生的必备要素之一，没有充足的自来水，居家卫生就无从谈起。

在环境卫生良好的地区，由于具有完备的公共卫生基础设施和体系（包括公共污水下水道系统、安全的水供应、健全的饮食卫生管理、相对完善的垃圾处理系统、有效的病媒控制系统），居家卫生的保持和维护就更为容易；在环境卫生较差的地区，就需要付出更多额外的努力，才能确保家人的健康免于受到环境里不利因素的侵袭。

居家卫生跟个人健康的关系最为密切，尤其是在家里有孕妇、小孩、老人、慢性病人的情形，但无论生活在怎样的地区，力求让居家环境尽可能去符合卫生的原则都值得去做出最大的努力。

居家卫生大致包括以下的内容：（1）有充足的自来水；（2）有足够的通风换气和良好的自然采光；（3）冲水马桶和下水道系统（或化粪池系统）运行良好；（4）排水系统运行良好；（5）垃圾能够得到妥善地存放、倾倒、运送和处理；（6）居家各处经常保持干燥；（7）居家各处（包括卧室、厨房、卫浴室等）没有污垢、没有油脂、没有霉菌、没有食物碎屑、没有蜘蛛网等令人厌恶的物质、没有难闻的气味、没有残破的裂口；（7）室内外物品摆放井然有序，没有杂物堵塞、没有废弃物的堆积、没有虫鼠为患的现象。

8.1 通风换气

通风换气就是将室外的空气引入室内。许多研究表明，室内空气很可能比室外还要"肮脏"，有些室内污染物的浓度甚至是室外的数倍。室内污染物中只有少部分来自于户外污染源，而其余大部分主要来自于室内污染源。我们平常经常听到的所谓"建筑综合征"就是由室内污染物所造成。当室内空气污染物密度较高时，经常停留在室内者就会有疲劳、头昏头痛、喉咙痛等普遍症状。通风换气的目的是为了控制室内污染物的密度，以达到预防疾病和维护健康的目的。

8.1.1 室内空气中的常见污染物

室内空气中的常见污染物主要包括以下几个方面。

生物性污染物 生物性污染源包括过敏原，如蟑螂的排泄物、真菌、病菌病毒、花粉等会诱发人体出现过敏症状，还可能会加剧哮喘患者的症状。室内使用加湿器若是维护不善，可能会造成军团菌悬浮在室内空气中形成水雾微粒，继而导致罹患军团病。室内结核病、流感等患者或携带者会将致病原四散到空气当中，对室内停留者造成疾病的威胁。

室内的二手烟污染 当吸烟者在室内吸烟时，因烟草燃烧所产生的香烟烟雾就以气体或粒状物的形式被释放到空气中。香烟烟雾除了释放尼古丁、一氧化碳、二氧化碳、焦油等有害物质外，还是室内悬浮微粒的主要来源。吸烟不但危害吸烟者本人，还会导致室内其他人即使不吸烟也受到二手烟的危害。

因燃烧所产生的污染物 在室内使用燃料（如煤、木材、天然气等）进行燃烧时，就会将因燃烧所产生的污染物释放到空气中。这些污染物包括一氧化碳、二氧化碳、悬浮微粒等。如果这些污染物不能有效地通过烟囱或排气扇排出室外，就会成为室内污染物。正因为如此，居家环境里就需要特别注重通风换气，尤其是在使用天然气热水器时或在厨房用天然气烧饭时。

建材家具所释放出的污染物 居家环境里的建材家具和其他用品也会造成室内污染。过去广泛使用的石棉，不但会造成室内空气污染，还会导致癌症。

8.1 通风换气

许多家具所使用的胶合板、刨花板等还会将甲醛释放到空气当中。甲醛是黏合剂的主要成分之一。胶合板和刨花板因为要使用大量黏合剂，所以板材中残留的甲醛就会逐渐释放出来。许多装饰材料（包括墙纸、化纤地毯、泡沫塑料、油漆和涂料）也会逐渐释放出甲醛。崭新的亚麻制品和抗皱棉织品也会释放出甲醛。

甲醛可以经呼吸道吸入，还可以经皮肤所吸收。高浓度的甲醛对人体的神经系统、免疫系统、肝脏器官都具有毒害；长期低剂量的接触也会引起多种呼吸道疾病。甲醛的释放量随着物品的新旧、空气流动情况、温度和湿度而变化。通常崭新家具会释放出大量的甲醛，但经过一段时间释放量会逐渐减少。在越湿越热的环境里，甲醛的释放量就越高。

家用电器所释放出的污染物　家用电器（如复印机、镭射打印机、静电式空气清新器）和其他使用紫外线或离子化的器具设备会将臭氧释放到空气中。臭氧若是被大量吸入会导致肺部受到损害。臭氧活性高，若是在室内使用这些器具设备时通风换气良好，就可以将臭氧排到户外。

强效清洗剂所释放出的污染物　在室内经常使用的强效清洗剂、杀虫剂、油漆、发胶会释放出挥发性有机化合物。苯是室内挥发性有机化合物的一种。许多油漆和防水材料都含有苯。许多在市面上销售的强效清洗剂都含有挥发性有机化合物。挥发性有机化合物在正常室温和气压下特别容易挥发，在室内环境里呈无色气体。若是在使用这些用品时，通风换气不良，短时间内吸入高浓度的苯可以引起中枢神经系统中毒，还会增加罹患癌症的几率。

在清洁时所使用的含有不同化学品的清洗剂若是被不小心混合在一起，还会产生有毒气体，比如含氯的漂白水跟有机物相混合会产生毒气，跟含氨的清洗剂相混合也会产生毒气。有些含有强酸的强效清洗剂本身就对人体呼吸道有强腐蚀作用，对口、鼻、眼和喉咙造成损害。因此，在清洁前的第一项准备工作，就应该是开启门窗和排气扇,让空气流通起来。

二氧化碳浓度过高 在人口过度拥挤的且通风不良的场所,就经常会造成二氧化碳的累积,继而导致室内二氧化碳的浓度过高。二氧化碳在常温常压下是无色、无臭味、不易燃的气体。二氧化碳通常是由燃烧有机化合物、人体细胞的呼吸作用、微生物发酵所产生。大气中的二氧化碳的含量在 300~400 ppm 之间。400 ppm 表示每 1 百万含有 400 部分。在未被污染的室内环境里,二氧化碳的浓度应该接近于大气中的浓度。室内环境里的二氧化碳的主要来源是来自于人体的呼吸、吸烟、其他的燃烧行为。当二氧化碳浓度值超过 1 000 ppm 时,会给停留室内者造成明显不适、头昏头痛、浑身乏力、眼睛喉咙有刺痛感等症状。当有人在室内感到不适时,就说明室内通风换气明显不足。这时,就必须加强换气效率。二氧化碳未必是引起这些不适的主要原因,但当二氧化碳浓度过高时是表明室内其他的污染源的浓度也会同时过高,所以才造成停留室内者的明显不适。

8.1.2 室内适宜的温度和湿度

室内人员的活动(比如运动和静坐)和穿着的衣物,对个人所感受到的舒适程度都会有所影响。但一般来讲,室内的湿度最好常年都保持在 20%~60% 之间。室内的湿度在冬天时很容易就降到 20% 以下,令人感到过于干燥,从而造成许多呼吸道的不适。夏天时湿度很容易就升到 60% 以上,继而造成霉菌、病菌、尘螨滋生,导致或家中过敏和哮喘的症状。室内温度也随着季节的改变而变化。一般来讲,冬天是室内气温维持在 20~24 摄氏度之间和相对湿度维持在 30%~60% 之间,夏天室内气温维持在 22~26 摄氏度之间和相对湿度在 30%~60% 之间最为理想。

当室内温度和相对湿度在适宜的范围之内,若是还有明显令人感觉不适的原因就可能是换气不足所造成。在通风良好的室内,在温度和相对湿度都适宜的情况下,二氧化碳的浓度值最好低于 800 ppm。室内二氧化碳的浓度值经常作为衡量换气是否足够的标准。当二氧化碳浓度值在 1 000 ppm 以上时,就必须加强通风换气。

8.1.3　通风设施和通风系统

通风换气包括自然通风和机械通风两种。自然通风，就是打开能够形成对流的窗户，让室内外空气流通。自然通风的目的是通过引入室外的新鲜空气继而起到稀释室内污染物的作用。机械通风包括安装排气扇、换气机、中央空调等。

为了能有效地清除厨房里的油烟、蒸气和冷凝水，卫浴室里的湿气，卧室里的病菌病毒，室内每个房间就都需要足够的自然通风和机械通风设施。

机械通风不能代替自然通风。尽管现代新科技提供给我们多种机械设备来进行机械通风，但自然通风依然必不可少。在居家环境里，自然通风依然是通风换气的最佳方法。自然通风不但可以节省能源，而且可以避免过分依赖于电力供应。机械通风设施大多依靠电力，一旦停电，若是没有自然通风的条件，后果不堪设想。过去在世界范围内发生的许多事故表明，完全依赖机械通风会产生非常恶劣的后果。

房间最好是带有可以形成空气对流的窗户，让空气能自然地流通。若是不能有对开的窗户，无法以自然方式大量通风，可以在厨房和卫浴室装设排气扇，强制将空气排出，这样新鲜空气就可以从客厅或卧室等开窗处进入室内。卫浴室要最好是有对外开窗，并在天花板安装排气扇。排气扇一般安装在天花板上。自然通风依赖于气候和天气的因素。在不适宜的天气里，就需要加装机械装置来进行机械通风。卫浴室是居家环境里湿度难以控制的地方，所以在卫浴室加装排气扇，以便将臭气和湿气排到户外，就必不可少。

通过开窗才能达到自然通风，所以窗户就非常重要。窗户有两个重要功能：掌控着室内光线的明暗，和确保室内有足够的通风换气。目前许多家庭使用景观窗，景观窗一般采用大面积固定玻璃，可以让使用者与外界景观没有距离感，但是景观窗由于大面积玻璃较重而不易开启，就可能会导致室内通风不良。室内通风不良是非常大的缺陷，再优美的景观也无法弥补。室内若是没有足够通风，就无法引入足够的新鲜空气，就可能会对停留室内者造成各种身体不适，长期甚至会导致关节炎和其他严重的病症。

8.2 自然采光

太阳光是控制室内湿度和抑制病菌病毒滋生的最佳利器。自然采光不但可以辅助室内人工照明的不足和节省能源,而且通过开窗还可以利用太阳光里的紫外线杀死室内的病菌病毒,以起到预防和控制传染病的功能。

一般而言,采光深度界限为开窗高度的 2～2.5 倍,所以房间的高度越高就越有利于阳光的利用。横长窗有助于面宽方向的采光效果,竖长窗则有利于进深方向的采光效果。若能将室内窗户分散于数处,则比全部集中于一处时更为有利。窗户玻璃的材料应选用不会反射光线的材质,以免令周围环境造成眩光,对眼睛产生伤害。

居家环境中,不同的室内环境需要不同的采光搭配。一般来讲,客厅的自然采光应充足,并尽量安排在采光良好的窗前,若有设置视听设备则需要避免阳光直射。书房的自然采光应明亮充足,书桌应放置在北面窗,因为北面光线柔和和不刺眼,并应该与窗户垂直置放。厨房的柜橱和冰箱应远离窗户或面向窗户。

8.3 室内防霉

在漏水或通风不良的房间里经常会有霉味,这是因为有霉菌的孢子散布在室内空气当中所造成。空气中飘浮着的霉菌孢子经常掉落在有机物上,如木制品、纤维制品、皮革制品等。霉菌还经常附着在天花板、墙壁、家具和窗帘上,对这些家具造成损害。空气中的霉菌孢子还会飘落在食物上,然后在食物上萌芽、发育、繁殖,继而令食物腐败发臭,甚至产生毒素。在谷物、豆类上的霉菌所产生的黄曲霉菌毒素经常会引起食物中毒,甚至会造成肾脏损害和癌症。飘浮在空气中的霉菌孢子若是落在人体皮肤黏膜上就可能会导致体癣。霉菌还会导致过敏。霉菌孢子及其代谢物经常会导致哮喘、荨麻疹、过敏性鼻炎等。

导致霉菌的原因很多,但潮湿是导致霉菌滋生的必备条件。一般来讲,在相对湿度高于 60% 的房间里就会助长霉菌的大量繁殖。厨

8.3 室内防霉

房因为烹煮烧饭的原因，卫浴室因为洗浴的原因，所以设计不良或者维护不善，就可能会导致霉菌滋生。卧室和其他房间若是有漏水现象，也会导致霉菌。任何漏水处都会导致天花板终日潮湿，若是再加上通风不良，就会滋生大量霉菌。

因此，居家环境里，要经常检查以下内容：（1）房间各处是否有潮湿的痕迹；（2）邻近卫浴室和厨房的墙壁和天花板是否有油漆剥落；（3）家具上是否有非灰尘的白色物质（很可能是霉菌）。

让居家环境经常保持清洁和干燥、杜绝漏水、通风换气、充足采光是远离霉菌的关键。若是能在房间里加装温度计和湿度计，就可以了解室内空间的温度和相对湿度。相对湿度最好常年保持在30%～60%之间。

为了避免发霉，家具材料的选用非常重要。在选用家具时，最好选用可以防潮防霉的材料。中央空调尤其是要避免冷凝水产生。若霉菌是因漏水所造成，将漏水的原因根本解决才是关键。卫浴室必须加装排气扇，室内其他房间最好有可以形成对流的窗户，并经常开启。

木制品特别容易发霉。平常用餐时所使用的木筷竹筷，若是没有及时清洗，或是清洗之后没有完全风干就收拾在柜橱里或抽屉里，就经常发霉。所以，在每次用餐之前，最好仔细检查筷子的前端是否有黑褐色的霉菌。木铲、竹铲也应常做检查。霉菌对人体健康有害无利。

随意散置在洗衣机里的衣物特别容易发霉，甚至还会导致洗衣机某些部件发霉。洗衣机里的环境，阴暗、不见阳光、潮湿，所以特别容易助长霉菌的繁殖。因此对于洗衣机要进行经常的防霉维护。

平常居家环境里若是能经常保持干燥，就可以减少滋生霉菌的机会。厨房案台一旦就积水，就要用干净的厨用抹布或厨用纸巾立即抹干。卫浴室的盥洗台、地面等处一旦出现积水，就要用干净的专用于卫浴室的抹布或纸巾擦拭干净。尤其是厨房和卫浴室的地面尽可能不要安装排水孔（地漏）。排水孔处经常就是滋生霉菌的场所，不但会产生恶臭，还可能会带来各种疾患。若是房间里出现了霉菌，就需要用稀释过的漂白水除霉了。

8.4 居家清洁

清洁是指用安全的水和清洗剂进行清洗，目的是为了除去污垢。所以即使是在清洁之后，致病微生物仍然存在。清洁无法杀死致病微生物，而只是将致病微生物进行物理性地移除。要想杀死病菌病毒，就必须进行消毒处理。

8.4.1 清洁的一般步骤

清洁之前的准备工作，一般包括准备清洗设备用品和个人防护用具。安全的水是任何清洁时的必要要素。使用不安全的水只会带来更多的不安全。另外，在使用市面上销售的强酸强碱清洗剂在和消毒剂（许多清洗剂里面就包含消毒剂）时，还要打开窗、门和排气扇，以确保空气流通。清洁者还需要穿着长袖衣和长裤，并佩戴护目镜、口罩、手套。

在清洁任何物品或器具的表面时，一般清洁的步骤如下：(1) 第一步，先尽可能除去污垢；(2) 然后，以清水打湿或冲刷；(3) 再用清洗剂和清水洗涤；(4) 再用清水彻底冲净；(5) 在需要时，还要用消毒剂进行消毒；(6) 最后一步，即使其尽快风干。这最后一步是非常重要的一步，因为潮湿的环境最容易滋生病菌病毒。

8.4.2 肥皂和合成清洗剂

在日常生活中，我们一般都使用肥皂和合成清洗剂来进行清洁。肥皂的主要成分是硬脂酸钠，如果在肥皂里面加入香料和染料，就成为有香味的香皂；如果在肥皂里面加入硼酸或石炭酸，就成为药皂。合成清洗剂是在二战之后才开始广泛使用，在二战之前，肥皂是最主要的清洁用品。我们平常所用的洗碗液、洗衣液、洗浴液、洗发液、洗手液都是合成清洗剂。

从化学成分来讲，其实肥皂就是脂肪酸盐。硬脂酸钠是将硬脂酸的氢离子以钠离子取代。脂肪酸是具有酸基的化合物，将酸基的氢离子以金属离子（钠离子、钾离子）取代，就被称为脂肪酸盐。

目前市面上销售的合成清洗剂，大部分都是使用石油化学工业所

8.4 居家清洁

生产的脂肪酸来制作，如十二烷基硫酸钠就是将十二烷基硫酸的氢离子以钠离子取代。硬脂酸钠和十二烷基硫酸钠的左边都是碳原子和氢原子；而右边都是钠原子。一端是亲油端，结构和油相像而容易跟油靠近；另一端是亲水端，结构和水相像而容易跟水靠近。这种一端为亲油端而另一端为亲水端的分子，被称为界面活性剂。肥皂和合成清洗剂其实都是界面活性剂。

肥皂的清洁原理就是，当油污沾在衣物表面或其他表面时，如果只用水清洗的话，就难以去除污垢。但我们若是将肥皂涂在油污上，油污中的油会排斥水分子，却会被硬脂酸钠的亲油端所吸引，而亲水端会被水分子所吸引而排斥油分子。这些相反的作用力松动了油污，使油污悬浮在水中。当我们用力搓揉时，或当洗衣机搅拌时，由于力的作用，就将油污拉起；再用清水冲洗时，就同时将油污一并冲走。

就如同将油和水倒入同一杯子里，由于油的密度比水的密度小，所以油会呈现在上层，而水会呈现在下层。如果我们用力将杯子摇晃，油和水就会混合在一起；但如果将杯子静置一会儿，油又会回到上层，水又会回到下层。

当我们将界面活性剂（即肥皂或合成清洗剂）加入杯子里时，由于界面活性剂的分子一端亲油，一端亲水，所以就将油和水分子拉在一起。当我们用力摇晃杯子，油和水就会混合在一起，即使让杯子静置着也不会分开了。

合成清洗剂的清洁原理也是同理，都是运用界面活性剂的功能。在第二次世界大战期间，由于动物和植物脂肪短缺，石油被发现可以用于制造这些界面活性剂，于是石油就成为制造合成清洗剂的一个丰富来源。二战后，合成清洗剂迅速占领了清洁用品市场。

并且，我们若是拿合成清洗剂跟肥皂相比较，合成清洗剂不受水质硬度的影响，于是令清洁更为有效。肥皂是利用脂肪酸和碱制成的，是弱酸强碱盐，于是使用肥皂的水溶液呈碱性。当肥皂遇到硬度水质时，就会起反应，继而形成不溶性的脂肪酸金属，不但不易洗干净，而且还要消耗甚多的肥皂。合成清洗剂，大多是强酸强碱盐，于是使用合成清洗剂的水溶液呈中性，因此不受水质硬度的影响，而且对皮肤伤害较小。

但有些清洗剂里含有磷酸盐，磷酸盐是造成河湖水质优养化的主要原因，所以在美国要求许多清洗剂里不含有磷。有些强效清洗剂在清洁过程中还可能会产生有害物质。

在市面销售的大多合成清洗剂，为了确保能够达到所承诺的效果（如迅速分解油污、去除污垢、迅速完成等），是含有强酸强碱的化学清洗剂。因为强酸强碱对人体皮肤具有腐蚀性，如果没有佩戴手套就使用这些强效清洗剂，就会导致皮肤有刺痛感和灼热感。

强效清洗剂还会容易引起眼睛、鼻子、喉咙等上呼吸道的不适。如果清洁之后感觉到上呼吸道不适，经常是因为在清洁时所使用的清洗剂的气雾微粒四散在空气里，然后通过上呼吸道吸入所造成。若是在通风不良的室内，情形就会更加严重。若是家中有过敏者或哮喘患者，难免会加重症状。

含有香味剂和染剂的清洗剂还会导致某些人皮肤和呼吸道过敏反应。用于清洗不锈钢的不锈钢清洗剂会导致使用者对镍的过敏，长期使用还可能造成哮喘和增多罹患膀胱癌的几率。

化学清洗剂若是没有完全冲洗干净，还会让自己天天生活在化学品残留中。化学清洗剂对环境还有损害。含有化学清洗剂的家庭废水经排水管道，进入下水道，可能会污染水质，及污染土壤。部分清洗剂中含有的环境荷尔蒙已经被证实会感染人体的荷尔蒙变化，可能会造成负面作用。

清洗剂中的化学品对人体的伤害大致分为以下几种：（1）通过吸入：气雾微粒、水蒸气或尘埃都可以被吸入到鼻腔、喉咙，甚至肺泡中。因此经常会造成呼吸道不适，甚至进入到血液当中，继而造成全身的问题；（2）通过皮肤接触：化学品直接接触到皮肤，可能引发皮肤炎症；或者通过皮肤吸收而进入血液、器官组织；（3）通过吃入：在清洁时吃东西或吸烟可能将化学品直接吃入体内。

因此，为了防范清洗剂中化学品对人体的危害，我们在选用和使用清洗剂时就要预先采取相应的防范措施。这些防范措施包括：（1）在清洁时尽可能选用液体状清洗液，而不是粉末，因为清洗液可以减少吸入

8.4 居家清洁

其中化学品的几率;(2)尽可能选用不易挥发的清洗剂和消毒剂;(3)尽可能不使用气雾剂用品;(4)在存放清洗剂和消毒剂之前,要认真研读商品说明和注意事项,并遵循商品指示来存放和使用。(5)每次使用后立即关紧盖子,避免化学品进入空气中继而被吸入;(6)切勿将不同的清洗剂相混合,有些化学品混合后会产生有毒气体;(7)还要避免不同清洁用品的前后混用。比如在使用白醋或酸性清洗剂之后不能立即使用含有漂白水的清洗剂。盛装清洗剂的器皿不要重复使用,以免发生混用。含氨的清洗剂绝不可以跟含氯的漂白水混用;酸性清洗剂不能跟含氯的漂白水相混用,否则会产生有毒气体,直接伤害人体健康。

在清洁时,为避免因清洗剂而导致的不利影响,其他相应的防范措施还包括:(1)在清洁工作开始之前,先开启窗、门和排气扇,通过足量的通风换气,以达到减少散发到空气中的有害物质密度的目的;(2)还要佩戴个人防护用品,如护目镜、口罩、手套、靴子,最好穿着长袖衣和长裤来保护皮肤;(3)每次使用合成清洗剂后要彻底洗手,尤其在进食之前;(4)一旦有清洗剂进入皮肤或眼睛里,立刻用大量清水冲洗,如有不适,立刻求医寻诊;(5)在选用清洗剂时,最好选用较少有害人体的清洗剂,若是平时经常随时加以清洁,就只需要普通的肥皂、白醋、小苏打粉、温和洗碗液就足够了,就避免了不得不使用强性清洗剂来对付经久形成的厚重污垢。

8.4.3 小苏打粉和白醋

小苏打粉 界面活性剂是以脂肪酸加上碱合成而来。碱也具有清洁功能,氢氧化钾和氢氧化钠是最常见的碱。小苏打,就是碳酸氢钠,本身属于弱碱性,也可以用来清洁。市面上销售的小苏打多为固态的小苏打粉。小苏打粉可以用来清洁酸性污垢(如油垢、茶垢、咖啡垢等)。小苏打还具有温和的磨蚀作用,所以可以用来帮助刮磨除去污垢。

在使用小苏打粉清洁污垢时,尽量不要以喷雾的方式。如果需要直接使用固态的小苏打粉时，也要轻轻散洒，以避免在空气中造成气雾微粒。气雾微粒若被吸入，会对人体呼吸道产生不良影响。

正确的使用小苏打粉的一般做法是：（1）将小苏打粉跟少量水混合在一起成糊状；（2）然后将小苏打糊均匀地散洒在污垢处，或者将小苏打糊均匀地洒在厨用纸巾上，然后将纸巾紧贴在污垢处；（3）然后静等一两分钟。在静置的时间可以去做别的工作。将小苏打糊紧贴在污垢上，等一段时间可以让小苏打跟污垢产生作用，这样可以节省劳力，就不需要使用很大的力就可以擦洗干净，以免因长期的清洁造成对手腕的伤害。

小苏打粉还具有类似活性炭的吸附功能，可以用来去除异味，可以用于去除封闭而潮湿的空间（如冰箱、洗碗池、洗衣机、排水管、垃圾桶、汽车、柜橱等）里面的异味（或臭味）。在使用小苏打粉去除冰箱里面的异味时，将小苏打粉倒在一个广口的开口容器（比如浅盘）里，然后放置冰箱的角落里，很快就可以发现效果显著。作为吸附剂的小苏打粉用久之后也会失去效用，一般在美国市面上的盒装小苏打粉，打开之后，在冰箱里除味的有效期限是三个月。

小苏打粉跟洗涤苏打（又名苏打、纯碱、洗涤碱）不同。洗涤苏打是碳酸钠，而小苏打粉是碳酸氢钠。洗涤苏打是制造肥皂的原料。将小苏打粉在烤箱里在一定温度烘烤一定时间之后，就可以得到洗涤苏打。相比较小苏打粉，洗涤苏打具有更强的腐蚀性。

白醋 酸碱度用 pH 值来表示，从 1 到 14。当 pH＝7 时，就为中性。蒸馏水就是中性，小于 7 的为酸性，而大于 7 的为碱性。一般的餐具清洗剂的 pH 值在 7～8。白醋的 pH 值大概在 2.8；柠檬汁的 pH 值在 2.2；小苏打的 pH 值大约在 8.4。所以我们称小苏打为弱碱，称白醋为弱酸。居家常用漂白水的 pH 值在 12。pH 值超过 11 的就是强碱。硫酸、硝酸、盐酸都是强酸。

白醋是弱酸，可以用来清洁水渍、皂渍、水垢、皂垢等弱碱性的污垢，所以在清洗玻璃、镜子、浴帘时也可以使用白醋。并且，因为白醋会蒸发掉，所以不会留下痕迹。

8.4 居家清洁

　　白醋除水垢非常有效。一般的方法是：(1) 在水垢处，倒少许白醋，使之停留 5 分钟；(2) 用打湿了的抹布擦拭，就可以将水垢除掉；(3) 最后用清水将擦拭过的地方冲洗干净，再用干净柔软的抹布抹干，就大功告成了。

　　冲水马桶的污垢的生成大多是由水中或尿液中的大量钙离子、镁离子、碳酸根离子、磷酸根离子、草酸根离子等相互结合后，尤其是在受热的情况下，就成为碳酸钙、碳酸镁、草酸钙等盐类污垢。冲水马桶的污垢一般为弱碱性，若是经常清洗的话，用白醋（弱酸）就能清洗干净。但若是经久不洗，就只得使用强酸（如盐酸类清洗剂），才能洗得干净。但强酸具有过强的腐蚀性，经常对会人体产生非常大的不良影响，所以最好是平常经常用白醋清洗马桶，而不必使用盐酸。

　　水龙头上的水垢、玻璃上的水垢、马桶里的尿垢、盥洗台的皂垢、水壶的水垢等都可以用白醋去除。至于需要用白醋浸泡多久，要依肮脏程度而定。通常白醋中的酸碰到这些垢，一分钟内就会有产生反应，我们可以亲眼看到垢会消失或剥落。如果污垢屹立不摇，就需要再添加白醋以抬高浓度。需要注意的是，任何酸性物质都不能施放于石质材料（如大理石）。大理石的主要成分是碳酸钙，跟酸起反应后就会形成非常难看的痕迹。

　　总而言之，清洁其实一般都是依靠化学作用和物理作用。这里所谓的化学作用，即利用化学物质，或肥皂或合成清洗剂或弱碱或弱酸，对污垢进行中和或分解；而物理作用则是使用机械力，以人工操作将污垢与其附着物相剥离。

　　当对于污垢的酸碱度难于做出正确判断时，可以先尝试小苏打粉，即使酸碱性不对，也可以利用小苏打粉的磨蚀功能来擦拭去污。如果污垢太顽劣，就洒上白醋，让白醋停留在污垢处浸泡一段时间之后，再重新洒上小苏打粉来磨拭。不论是酸性污垢还是碱性污垢，都可以将小苏打粉和白醋混合一起使用。小苏打粉和白醋相互作用后会产生二氧化碳。清洁时可以就利用酸碱中和所产生的二氧化碳变化所产生的泡沫等来将污垢悬浮起来，以起到排污的功效。同时，还可以尝试添加热水，污垢应该就可以轻松除去。

对付轻微排水管堵塞的一般做法是：（1）先清除排水管周围的异物（一般是毛发或食物碎屑），（2）然后洒上小苏打粉，（3）再倒入白醋，静置 1 小时，（4）再倒入热水时，一般就不再堵塞了。

无论小苏打粉还是白醋，都不能与氨系清洗剂一起使用。若是一起使用，会发生化学反应，同时释放出有毒气体。一般来说，石质案台不能用白醋来清洁，但可以用小苏打粉来清洁；地面或墙角填缝处也可以用小苏打粉来清洁。

8.4.4 抹布的选用和使用

许多文献研究表明，跟抹布相比，海绵更容易藏匿病菌病毒，所以居家清洁最好使用抹布，而不要使用海绵。抹布最好选用浅色的、棉质的、并不易脱绒的质料。

居家清洁的许多场合需要使用抹布，重要的是，居家各处必须配备专用的抹布，比如厨房专用抹布、卫浴室专用抹布、卧室专用抹布、洗衣机专用抹布。这些不同区域的抹布切不可互相混淆混用，也不可以混合在一起洗涤。尤其是非厨房专用的抹布绝不可以用在厨房里面，否则会成为食源性疾病的隐患。确保有足够的干净的抹布并妥善地放置在相应的储物柜中，是良好的居家卫生习惯。比如，卫浴室有专门一处专门存放干净的卫浴室抹布，厨房有专门的抽屉来存放干净的厨用抹布。用过的抹布若是不能立即清洗，要先放置在特定的有孔洞和通风良好的篮子里，以防发臭发霉。

每次在使用抹布进行清洁时，都应该使用干净的抹布。潮湿的未经晾干的抹布，不应该用于清洁，以免成为传播病菌病毒的媒介物。尤其是，丢弃在洗碗池里的肮脏的抹布绝不应该重复再用。

厨用抹布经常用来擦拭食物碎屑、污渍和油渍，所以很轻易地就变得充满污物。厨用抹布又经常是潮湿的。于是，抹布在不经意中就成为为传播病菌病毒的源头。比如用擦拭过鲜生鸡肉之后的抹布再去擦拭餐具，就可能将鲜生鸡肉上的沙门氏菌传播到餐具上，继而就可能会造成使用该餐具者的沙门氏菌感染。所以在厨房使用抹布时要特别注意卫生，以预防交叉污染。防范经厨房抹布所引起的交叉污染是厨房卫生的重要卫生原则之一。

厨用抹布在每用过一次之后，都要立刻用热水和清洗剂进行洗涤。若是接触过生肉生蛋之后，不但要用热水和清洗机洗涤，还需要再浸入煮沸的水中两分钟进行消毒，待风干以后收藏起来作下次之用。并且，最好不要使用抹布去擦拭生肉，而是使用可以即弃的厨用纸巾。破旧的抹布更是要及时更换。破旧的抹布更容易藏匿病菌病毒。

8.4.5 洗衣机的清洁和维护

我们用洗衣机清洗衣物，可以节省许多体力和时间。正因为洗衣机作洗衣之用，洗衣机经常是处于潮湿状态，而且难免还残留着脏衣物带入的污垢，洗衣时所用的洗衣液还会导致皂垢，这样洗衣机若是不加悉心清洁和维护，就容易成为病菌病毒和霉菌滋生的温床。尤其是在污垢、皂垢和潮湿的环境中当中可以大量繁殖的霉菌，在洗衣机里面还会产生孢子，然后再四散到空气中，或附着在衣物上。因此，为了预防霉菌的滋生和繁殖，尽可能减少潮湿的衣物（尤其是肮脏潮湿的衣物）密闭在洗衣机的内筒里，还需要尽可能经常地保持洗衣机内筒的干燥状态，以避免潮湿阴暗之内筒**成**为霉菌滋生源。为避免霉菌的产生和繁殖，预防最关键。

洗衣机的内筒最好是选择不锈钢产品，而最好不要选用塑料内筒。因为跟不锈钢相比较，塑料更容易产生霉菌。洗衣机最好是放置在家中通风良好和易于经常保持干燥的地方，特别是不能放置在卫浴室里。卫浴室本身就潮湿，放置在卫浴室里的洗衣机会导致霉菌危害更加严重。美国许多公寓里的洗衣机和烘干机放置在厨房里。况且，卫浴室有如厕的主要功能，如厕和冲水时难免会有喷溅，洗衣机尤其不应该放置在马桶的旁边，以避免经粪口传播的病菌病毒寄生虫的传播和扩散。

平常暂时不清洗的衣物，最好不要丢置在洗衣机里，最好是放置在有孔洞的洗衣篮里。尤其是在淋雨时所穿过的衣物、在大汗淋漓时所穿过的衣物，不但不应该丢到洗衣机里，还不应该堆放在一起，最好是先晾干之后，再放置在有孔洞和通风良好的洗衣篮里。

因为洗衣机里造成霉菌出现的原因主要是潮湿、污垢，还有皂垢，所以在洗涤衣物时，切不要添加过多的洗衣液，以免冲洗不彻底，继而残留在衣物上或洗衣机内筒里。过多的洗衣液残留在洗衣机里，还会产生异味，经久难以除去。并且，在洗涤衣物时最好使用高温热水，以利于高温热水杀死霉菌。有些洗衣液里面含有漂白水的成分，所以在弄清楚洗衣液的配方和具体成分之前，不要随意加入白醋或其他酸性物品，以免酸和氯起反应而产生有毒气体。在洗衣机进行洗涤过程中，打开窗、门或排气扇，以加强空气流通。

在衣物脱水之后，洗衣机的任务就大致完成。这时，要尽快将洗干净的衣物取出，或用烘干机烘干，或放在通风处晒干。避免将已经洗干净的衣物停留在洗衣机内筒里。

在衣物洗完过后，应将洗衣机的滤网拆卸下来，清洗滤网，将滤网上的棉絮杂垢等彻底清掉，并在清洗和晾干之后，再放回原处。在衣物洗完之后，洗衣机还处于潮湿状态，所以这时最好将洗衣机的顶盖或前盖一直打开，也可以用吹风机将洗衣机内筒吹干。在洗衣机不用时最好一直将顶盖或前盖打开，也是为了防范霉菌。

洗衣机跟其他家用电器一样，需要定期的清洁和维护。最好每个月至少给洗衣机进行一次清洗和消毒。若是洗衣机一直放置在通风良好之处，而且没有明显出现霉菌时，我们可以用小苏打粉来清洗洗衣机。小苏打粉能清洁和除臭，还能软化水质，避免皂垢的形成。一般的做法是：（1）将一杯小苏打粉添加到洗衣机内筒里，静置30分钟；（2）然后倒入沸水，并启动洗衣机的清洗功能；（3）等水放掉后，再用自来水以一般洗衣流程再清洗一遍。洗衣机内筒的内圈、洗衣液格等也要经常清洗干净并经常保持干燥。

洗衣机若是已经发臭发霉，就必须及时进行消毒处理。稀释过的漂白水可以用来去除霉菌，过氧化氢溶液也可以用来除霉。

8.5 居家消毒

8.5.1 消毒的定义

我们平常所俗称的"消毒"有几种不同的定义。广义的消毒，包括杀菌、抗菌、抑菌。杀菌性消毒是指为了达到无菌的状态而将物品上所有的微生物生命都杀死掉的过程。抗菌性消毒一般是指防止感染的消毒，是对于伤口的皮肤、黏膜或其他组织的化学消毒过程。抑菌性消毒是指利用药物抑制致病微生物的生长繁殖，却不一定将致病微生物杀死掉。为达到抑菌、抗菌或杀菌等不同的消毒效果，我们就需要采取不同的消毒方法。

消毒效果（杀菌、抗菌、抑菌）取决于不同消毒处理方法的特性、化学用剂的浓度、物理方法的强度、接触时间的长短、温度和消毒表面的洁净程度、致病微生物的种类及其生理状况等。我们在进行任何一种消毒时，都不但要考虑到消毒剂的有效性，还要顾及其安全性，因为许多的化学性消毒剂都具有腐蚀性、毒性、刺激性。某些消毒剂还会引起皮肤症状、呼吸道症状，甚至中枢神经伤害等。

8.5.2 居家消毒的时机和场合

在居家环境中，若是在平常的一般生活中没有必要天天进行消毒处理。只要清洁就已经足够。清洁是将潜在的致病微生物移走离开的过程，比如在洗手时，就是用清洁的水和肥皂将手部的潜在的致病微生物冲洗到排水管和下水道的过程。

市面上所销售的消毒性肥皂，一般是在制作肥皂过程中将三氯新（triclosan）加入，以起到杀死病菌病毒的目的。但最近许多研究认为三氯新具有毒性，长期使用不但可能会导致致病微生物的抗药性，还可能会引发癌症。

有些消毒是出于特殊职业的需要，比如外科医生在对病人施行手术之前需要消毒洗手。在居家环境里是否需要采取消毒的措施，需要在不同情况下做出明智的决定，而且应该尽可能采取危害较小的消毒措施和步骤。比如在传染病爆发和流行期间或在家中有患者时，就需要考虑和决定是否需要进行消毒处理。

一般来说，在居家环境中，所有的消毒工作必须是在清洁之后才能进行，尤其是在使用漂白水进行消毒时。下列是需要进行消毒的时机和场合：（1）若是在准备食物时，生鲜肉类接触过的地方最好用沸水冲洗消毒；（2）在家中患者的排泄物或体液等碰触过的地方需要进行消毒；（3）在自然灾害（尤其是洪水）之后需要对居家各处进行消毒；（4）在虫鼠出没经过之处需要进行消毒；（5）在传染病流行期间对居家各处用稀释过的漂白水进行消毒；（6）按照全面防范的卫生原则，对人或动物的排泄物、血液、体液等所碰触过的地方需要进行消毒。

8.5.3　居家消毒的一般方法

在居家环境里平常所用到的消毒，可以采用不同的方式，一般包括煮沸消毒、在阳光下暴晒消毒、高压蒸气消毒、使用酒精消毒、使用漂白水消毒等。漂白水的消毒功能很强，但漂白水中的次氯酸钠会跟有机物起反应继而形成有毒气体，危害人体健康。在居家环境里，除非有特殊的情形，如传染病流行期间，否则没有必要使用消毒剂（包括漂白水）消毒。并且，在有需要的情况下，所有的消毒必须在清洁工作完成之后以及风干之后才能进行，尤其是用漂白水进行消毒时。切记漂白水跟有机物起反应会产生有毒气体。

经煮沸消毒　煮沸是最简单的消毒方法。煮沸后并在煮沸的温度持续 10～30 分钟，就可以将一般的细菌和病毒杀死，但煮沸的方法无法杀死病菌的芽孢。并且，不是所有的场合都适于用煮沸的方式消毒，比如金属器皿、棉织品、餐具、玻璃制品等都可以煮沸消毒，但毛皮和塑胶制品就不能利用煮沸消毒。

用紫外线消毒　太阳光里的紫外线可以杀死许多细菌和病毒。所以经常将衣物和床被用品在阳光下暴晒就可以达到杀菌消毒的目的。书籍也可以在通过在阳光下暴晒来达到消毒杀菌的目的。

8.5 居家消毒

用高压蒸气消毒 高压蒸气的方法可靠而快速。一般使用高压锅在 121 摄氏度持续 30 分钟，或者在 126 摄氏度持续 20 分钟，就可以杀死细菌所产生的毒素。

用酒精消毒 70％的酒精是强效又广效的消毒剂，可以用来消毒小范围的表面；但因为酒精是易燃物，若作为表面消毒剂使用时，必须限制在小范围表面的消毒，而且只能使用在通风良好处以避免燃烧。一般来讲，漂白水不适宜于消毒金属表面，所以最好是用酒精用来消毒小范围的金属表面；但酒精无法杀死肠病毒和诺罗病毒。

用稀释过的漂白水消毒 漂白水就是次氯酸钠溶液。一般市面上漂白水中次氯酸钠的浓度为 5.25％。稀释过的漂白水在医疗机构、幼托机构、学校、其他人口密集机构作为环境消毒剂广泛使用；在需要时也可以作为家用消毒剂。

漂白水会刺激黏膜、皮肤、呼吸道。漂白水在阳光或热下还会分解，还容易与其他化学物质起反应。漂白水还会腐蚀金属、破坏油漆表面。不当的使用还可能对造成对使用者的人身伤害。因此居家环境里在未有病人或紧急情况下应尽量不用用漂白水消毒，或者置放漂白水。居家环境里需要消毒时，可以采用其他煮沸或用酒精、硼砂消毒的方式。

在不同情况下，一般采用不同的漂白水浓度和稀释方法。稀释漂白水时要使用冷水。热水会分解次氯酸钠，从而降低其消毒功能。一般的稀释方法如下：（1）一般家居清洁使用含约 0.05％次氯酸钠的漂白水，即 1 份漂白水加 99 份清水，用来擦拭消毒门把手、家具、桌椅等用具等；（2）消毒被呕吐物、排泄物或分泌物污染的表面或物件，使用含约 0.5％次氯酸钠的漂白水，即 1 份漂白水加 9 份清水；（3）消毒被病人的血液所污染的表面或物品，可以使用含约 1％次氯酸钠的漂白水，即一份漂白水加 4 份清水。

稀释漂白水的具体步骤如下：（1）进行消毒工作前的准备工作：先打开窗户、启动风扇或排气扇，以保持室内空气流通；穿着长袖衣，并戴上橡胶手套、口罩、护目镜。（2）用冷水对漂白水进行稀释，切不可用热水。热水会令漂白水分解，降低其消毒效能。用量杯或量匙准确地量度所需要的漂白水的分量。若使用的漂白水中次氯酸钠的浓度高于或低于 5.25%，需要相应调整。在通风良好处配置相应浓度的漂白水；（3）稀释过的漂白水，应当天配置，未用完的部分在 24 小时之后应丢弃。

使用漂白水的注意事项如下：（1）漂白水会刺激黏膜、皮肤和呼吸道，而且会在光或热下分解，并且容易同其他化学物质起反应而造成意外，所以使用漂白水时要小心谨慎和正确使用。不当的使用会降低漂白水的消毒效果并造成人员的伤害。（2）使用漂白水时进行消毒时，应保持空气流通，还要避免产生水雾微粒或气雾微粒。（3）漂白水会腐蚀金属、破坏油漆表面。避免使用漂白水于羊毛、尼龙、丝绸、染色布料、金属和油漆上面。（4）未稀释的漂白水在阳光下会释放出有毒气体，所以应放置在阴凉且小孩接触不到的地方。不要用不透气的玻璃瓶盛装漂白水，因为漂白水累积气压会导致爆炸。漂白水要盛放在塑胶瓶里，塑胶瓶有延展性。次氯酸钠会随着时间渐渐分解，所以选购生产日期较近的漂白水，以免影响消毒功能。（5）漂白水不能跟其他清洗剂混合使用。当漂白水和酸性清洗剂（尤其是盐酸）混合时，会产生有毒气体（氯气）。氯气被吸入时，可能会引起肺炎、肺水肿，甚至呼吸衰竭。（6）在使用漂白水时，应该先用清洗剂和清洁的水进行充分洗涤干净后，再用漂白水消毒，因为有机物会降低漂白水的消毒效果。漂白水还会跟有机物起反应继而生成有毒气体。消毒后的表面或物品，应以清水冲洗并擦干。（7）若是皮肤或眼睛不慎进入漂白水，必须立刻使用大量清水冲洗 15 分钟并立即就医求诊。

8.5.4　洪水之后的居家清洁和消毒

遭受洪水的地区极易发生肠道传染病（如杆菌痢疾、阿米巴痢疾、霍乱等）、呼吸道传染病（如流感）、水媒传染病（如甲肝、钩端螺旋体病等）、病媒传染病（如脑炎、登革热、疥疮、疟疾等）的流

8.5 居家消毒

行。在洪水之后，对居家各处进行清洁和消毒可以减少罹患传染病的几率。一般的具体步骤如下：（1）在清理工作完成之前，将小孩撤离被洪水影响到的地方；（2）在清理时，需要穿着防水长靴、佩戴手套、护目镜和口罩；（3）丢弃掉所有不能被清洁和消毒的物品，包括床垫、地毯、沙发、玩具、书籍等；（4）丢弃掉所有被污水污染了的物品；（5）用热水和洗碗液彻底清洗所有表面，包括地面、墙壁、洗碗池、案台、盥洗台等；（6）使用风扇、除湿器、空调等尽快风干；（7）用煮沸过1分钟以上的水，待凉后用该水和肥皂彻底将手清洗干净；（8）将清理时所穿着衣物丢弃，或者单独清洗并消毒；（9）等所有表面和物品晾干后，用稀释过的漂白水对室内环境进行消毒。

对于厨房用具和餐具等在清洁之后还要进行消毒处理。对于餐具，一般应以煮沸处理，不能煮沸的餐具，可以用稀释过的漂白水溶液浸泡30分钟后，再用清水清洗干净。对于室内环境表面（尤其是卫浴室地面、墙壁等）在清洁之后要进行消毒处理，一般以稀释过的漂白水充分刷洗，再以清水清洗干净。

8.5.5 对呕吐物等碰触之处的清洁和消毒

呕吐物中经常会带有大量病菌病毒，如果处理不当，极易扩大污染环境和相关设施，进而造成大范围的污染，使传染病蔓延。常见可经呕吐物传播的致病原包括诺罗病毒、轮状病毒、腺病毒、肠病毒、沙门氏菌、志贺氏杆菌、肠炎弧菌、金黄色葡萄球菌等。呕吐物的地方必须及时妥善地清理和消毒。

对呕吐物等碰触过之处的清洁和消毒的一般步骤为：（1）清理者在清理时要戴上口罩、手套、护目镜、围裙、长袖衣长裤；（2）用纸巾、即弃式抹布或其他吸水性强的物料覆盖吸收主要呕吐物，同时避免病菌病毒飞沫飞溅到空气中去，然后密封在塑料袋里，丢到有盖的垃圾桶里。碰触过呕吐物的纸巾、抹布或其他任何东西都应该及时妥善地密封在塑料袋里丢到有盖垃圾桶里；（3）用纸巾、洗发液或洗浴液、清水来清洗和冲洗呕吐物所污染的地面；（4）清洁干净后，再使用0.1%的漂白水，由外往内大范围地轻洒在被污染的表面和附近地方。要扩大清洁范围,让漂白水在被污染的表面和附近地方停留约30分钟,使病菌病毒失去活性;(5)在清理过程中,除了清理者,他人不要靠近。并且,不要用拖把清理,以免将病菌病毒传播到拖把上从而扩散到其他地方;(6)若是有衣物或物品被污染,应先放在塑料袋里,然后用漂白水消毒衣物或物品;

清理者在完成清理工作脱下口罩和手套后,务必用肥皂和清水彻底洗手;(7)清理后要尽量保持室内空气流通。

8.5.6 对排泄物、血液和其他体液碰触之处的清洁和消毒

具体步骤参见上面所述的针对呕吐物的清洁和消毒。并且需要注意以下事项:(1)采取全面防范的原则,将所有排泄物、血液和体液视为可能含有致病原的高危险工作;(2)避免被尖锐物品割伤或划伤,并将尖锐物品妥善放置在坚固不易戳破的容器里;(3)避免用手去收拾玻璃碎片;(4)清理之后切记要彻底洗手。

8.6 卧室卫生

卧室是用来睡觉的。每个人一天中,大约有三分之一的时间都在睡觉,所以卧室卫生就非常重要。

8.6.1 卧室卫生设计

卧室里应该经常打开窗帘,让阳光进入室内,并打开窗户,让空气流通。衣柜内的衣物要摆放整齐有序,小物件要使用盒子收集在一起,衣物要叠挂整齐。寝具用品(如床单、被套等)要常换洗,地板要保持干净。

卧室的室内空气品质非常重要。睡觉时,卧室的通风换气就更加重要。绿色植物不应放在卧室里面,因为当夜晚光照不足时,绿色植物就吸入氧气和释放出二氧化碳。卧室里绿色植物越多,呼出的二氧化碳就越多。睡觉时,卧室的通风换气就更加重要。若是睡觉时空气不流通,就会让人长时间处于缺氧的环境里,继而造成持续性疲劳,于是就难以进入深度睡眠。植物的土壤里还可能隐藏着大量霉菌,而

霉菌会引发呼吸道系统症状,如过敏或哮喘。

避免过多的人拥挤在一间卧室睡觉。过度拥挤导致许多传染病(包括结核病)的传播和流行的重要原因之一。如果出于迫不得已,需要数人共用一间卧室,就需要采取床间尽可能间隔最大的方式,并在睡眠时采取以头对脚的方式。

8.6.2 卧室除尘

卧室除尘至关重要。卧室的地面最好选用木地板,而不要使用地毯,因为地毯特别容易积灰。每周的卧室清洁工作包括:更换和清洗床单;除尘所有表面,包括电器、书籍、窗框、门把手等;和清洁空调过滤网。

居家环境的灰尘里面一般含有霉菌、花粉、尘螨等,这些都会加重哮喘患者和过敏患者的症状。在卧室中容易积灰的设备用具包括书桌、搁架、艺术品、沙发、其他家具。对于家具上的灰尘,可以用稍微打湿的纸巾来擦拭去除,对于沙发上的灰尘,可以使用吸尘器。不经常使用的电器最好拔离插座,因为静电吸灰,继而导致房间里更多灰尘。

8.7 厨房卫生

厨房是准备食物的区域。厨房的优劣,不在于它的豪华与流行,而是在于有序和卫生。脏乱的厨房往往就容易引来虫鼠蟑螂,继而成为对家人健康的危害因素。整洁的厨房是防范食源性疾病和其他传染病的必要条件。

8.7.1 厨房卫生设计

厨房的主要功能是存放食物、处理食物、烹煮食物,有时候还在厨房用餐。厨房卫生设计的中心内容,就是为了减少食物受到污染的机会。厨房卫生的原则,就是为了避免食物受到直接污染和交叉污染。

厨房的墙壁和天花板最好是选用光滑、不吸水、不透水、无缝隙、浅色、耐用和易于清洁的材料。选择浅色，是为了容易发现污垢以便迅速清除。避免墙壁有缝隙，才能避免虫鼠的进入和藏匿。防止厨房各处免于油垢的积聚是厨房卫生的首要原则。为了令厨房地面易于清洁和消毒，厨房地面最好是选择防滑、浅色、不吸水、耐用和易于清洁的材料。不吸水的材料可以防止地面吸收水分和油脂。地面积水会增加食物受到污染的风险。厨房地面应该没有缝隙，不得有长霉、剥落、积尘、纳垢等情形。

厨房应该必备安全的供水系统。用清洁的水（有安全保障的自来水供水系统，或者自己用净水设备所处理的安全的水）。只有清洁的水才能用来饮用、烹煮、清洁。充足的安全的水供应是避免食源性疾病的最重要方面之一。没有安全的水，就没有安全的食物。

厨房洗碗池，最好是选用不锈钢的材质。不锈钢光滑、耐用、不吸水、易于清洁。洗碗池应该连接安全的水源和必须有足够的安全的水，而且最好配备冷热水供应。厨具和餐具经常与食物直接接触，所以厨具和餐具的清洁非常重要。洗碗池要是配备有热水的话，就更容易去除厨具餐具上的油脂、食物碎屑和污垢。清洁的厨具餐具，对于减低食物受到污染的风险至关重要。洗碗池必须连接到污水处理系统。污水很可能含有致病微生物，厨房污水是家庭污水的很大一部分。确保污水处理系统应确保运行状况良好和无堵塞现象。

厨房里产生大量的垃圾。所以垃圾桶必不可少。垃圾桶的制造材料应该坚固不透水，如塑料或不锈钢。垃圾桶的内壁应该光滑、易于清洗。垃圾桶必须配有能紧密密封的盖子，或脚踏式或设有手柄，并且放在容易取用的地方。垃圾桶应该足够放置日常厨房所产生的垃圾，并经常保持密封和确保不会溢出。垃圾桶所在位置需要空气流通，和确保在附近的墙壁和地面必须易于清洁。垃圾处理不当，会招致虫鼠和污染食物，并增加食物中毒的危险。妥善处置垃圾和经常清洁垃圾桶，可以防止虫鼠在厨房出没和藏匿，以减少致病原传播的机会。

垃圾桶平时应该盖住，因为垃圾若是暴露在空气中，不但气味难闻，而且会招引虫蝇和传播疾病。倾倒垃圾之后，一定要认真洗手，

8.7 厨房卫生

以防有垃圾沾在手上。若是有病人口鼻分泌物不得不丢在垃圾桶里，最好是用至少双层的塑料袋子密封住，再置于垃圾桶里。倾倒垃圾桶之后，最好及时清洁垃圾桶而且要用稀释的漂白水进行消毒。

厨房应该有足够的自然通风和机械通风设施，以便有效地去除厨房所产生的油烟、蒸气。厨房有足够的清新空气十分重要，不但可以防止食物受到污染和厨具餐具受到污染、还可以保证减低室内空气污染物的浓度。厨房里的污浊空气、灰尘、臭味、油脂，都是食物污染和空气污染的重要来源。若是污垢和油脂积聚过量还会有引致火灾的危险。

厨房需要有充足的天然光线或人工照明，以确保令人易于看见污垢，迅速清洁，以保持厨房的卫生环境。所有的灯具应避免积聚污垢。准备食物的地方的照明装置需要用防护罩，以免破损时玻璃碎片掉进食物和污染食物或伤害到人体。

厨房里的设备和器具用品一般包括冰箱、洗碗池、案台、案板、炉台炉具、各种电器、刀具、餐具等。这些设备和器具用品的表面应采用无毒、平滑、耐用、防腐蚀、易清洁的材料所制成。任何可能危害健康的物质如铅接触到酸性食物时会渗入到食物中去，所以就不应采用。这些设备用品的表面还要确保不吸水、无裂缝、无尖角。不吸水的表面有助于防止油脂和食物碎屑的渗入，平滑的表面易于清洁。并且，非常重要的是要确保在处理生鲜食物和熟食应配有不同的刀具和砧板。

8.7.2 厨房清洁目标、清洁计划和清洁用品

厨房的设备和器具用品都有各自的用途和使用规范。为了确保厨房卫生，就要经常对这些设备和器具用品进行清洁和维护，让厨房各处都经常保持整洁干净。厨房清洁的目标是：厨房各处和各种设备器具用品没有污垢、没有过多灰尘、没有油脂、尤其不能有陈年油垢、没有异物、没有食物碎屑、没有虫鼠出没、没有难闻气味、并且经常保持干燥。

任何时候厨房各处都不应该出现厚重的油垢。厚重的油垢是卫生

不良的表现。在烧饭时尤其爆炒时炉台、墙壁、天花板上的油渍，以及在使用微波炉时喷溅出来的油渍，应该随时擦拭干净；否则经久之后，厨房各处就会出现层层厚重的油垢，继而臭味不断，还会四处发霉。厨房油垢不除，不单单是不体面的事情，而且是直接招引虫鼠病媒的直接原因，还是直接造成家人过敏呼和产生哮喘的主要原因，不但威胁家人的健康，还会殃及左邻右舍，成为公共健康的隐患。

厨房清洁计划的内容一般包括：（1）常与食物相接触的表面包括案台、案板、菜刀、烹煮用具、洗碗池等应该在每次使用后用抹布和洗碗液进行清洁，对于难以去除的油垢可以利用小苏打粉的弱碱去油功能和刮磨功能去除；（2）炉台、后挡板、炉台附近的地面、墙面等处应该在每次烧饭时随时清洁，将溅出的汤汁、油渍等用抹布或纸巾可以轻易地擦拭掉，倘若等到汤汁油渍冷凝后就需要花费更多的气力和清洗剂才能擦洗干净；（3）冰箱在随时肮脏时随时清洁，每周还需要用抹布、纸巾、小苏打粉进行清洗，若是有生鲜肉类的汁水溢出，用煮沸过的白醋和干净无菌的抹布去菌；（4）厨房地面每天要清洁，用纸巾、洗碗液、小苏打粉就可以清洗干净，被生鲜肉类汁水污染过的地方用沸水去菌；（5）厨房的柜橱在肮脏时随时用稍微打湿的抹布和小苏打粉擦拭；（6）厨房墙壁、天花板、门板等在肮脏时随时擦拭干净。

充足的自来水（包括冷水和热水）是厨房清洁的必需品；厨房清洁还用品还包括干净的厨用抹布、吸水力强的厨用纸巾、温和的洗碗液、小苏打粉、白醋、沸水、（厨房专备）牙刷、很多干净柔软且不掉棉絮的白布、防护手套。这些用于厨房的清洁用品最好放置在厨房的一个专门抽屉里（抽屉底部应平铺羊皮纸以作保护）。

厨房专备牙刷可以用来刷洗洗碗池水龙头背侧难以触及的地方。切勿使用用过的牙刷来清洁厨房。清洁的目的是为了除去污垢和藏匿在污垢里的致病原，若是使用曾经刷牙用过的废旧牙刷，就可能将暗藏在旧牙刷的致病原转移到准备清洁的地方。任何时候清洁前所有的清洁用品都应确保是无菌干净，才能使用。

如果平常维护不善，经久之后的厚垢就只能使用市面上销售的强

8.7 厨房卫生

效清洗剂。在使用强效清洗剂时，切不可将不同的清洗剂混合在一起，以免产生有毒气体，甚至导致爆炸等事故。清洗剂要一直存放在自带的容器里，切不可倒入其他容器里，以免混用。并且，在使用前要注意通风换气和佩戴防护用品（如护目镜、手套、口罩等）。

8.7.3 厨房的井然有序

厨房物品摆放的井然有序是厨房清洁的前提之一。如何条理清晰地置放厨房家具设备，取决于使用者的喜好和习惯，并没有固定的规则可循。一个管理良好的厨房有益于培养年少小孩的良好习惯，并令其终身受益。在置放物品之前，抽屉或柜橱底部应先平铺一层羊皮纸或蜡纸加以保护。

一般来讲，厨房的物品设备的摆放还应该遵循下面基本的原则：（1）物品应放置在就近使用的位置：比如煎锅汤锅应该放在炉台的旁边，和面大碗应放在案台之上，餐具应放在靠近洗碗机和洗碗池的柜橱里；（2）物品应取用方便：将频繁使用的物品放置在跟双眼水平的位置，将较少使用的物品置放在不易拿取的位置；（3）将小物品收集在透明的广口玻璃罐或塑料盒里，然后再放置在柜橱或抽屉里（确保小型物品不要四散四处）；（4）物品应分门别类：将所有调味品集中置放在一处，将所有铲钳集中放置在一处；（5）制备存货清单：将不再使用的破损废旧物品丢弃。

8.7.4 冰箱的使用、除味、清洁

冰箱要是没有得到定期的清洁和维护，就容易滋生病菌病毒，还会发霉。冰箱发霉的时候，冷藏的食品上就会产生层层的霉菌。一旦霉菌出现，冰箱里的所有食品应该全部丢弃，以免对健康不利。因此，为了避免霉菌，减少食品的浪费，冰箱就要定期清洁和经常保持干净。

在日常使用冰箱时，要随时清除污渍和油渍。在将存放食物的器皿放入冰箱之前应先除掉器皿外面的污渍和油渍，尤其是调味品（如酱油瓶罐）的底部边缘上所残留的汁水。存放生鲜肉类鱼类时要小心

避免交叉污染。剩饭菜要先存放在可密封的有盖子的容器里，密闭盖紧之后再放入冰箱，否则就容易令冰箱产生不良味道。塑料容器最容易令冰箱产生不良味道。

冰箱内部任何时候都不要过度拥挤，否则会影响空气流通，继而造成各处温度不均、从而导致食物发霉和过快腐坏。日常使用冰箱的好习惯是：每天随时检查是否已经有食物腐败变坏，腐败变坏的食物要立刻丢弃，否则还会污染其他的食物，造成更多的浪费。

冰箱门板上出现污渍后，应该随时擦拭去除。使用小苏打粉和干净抹布就可以将冰箱门板彻底清洁干净。小苏打粉是去除油渍污渍的最好帮手。每个星期，冰箱要进行一次彻底的大扫除。清洁冰箱的具体步骤如下：（1）首先，将电源插头拔掉，将冰箱里全部食物放入一个冷藏箱里，并取下冰箱的搁架和抽屉；（2）然后，用小苏打粉和适量热水混合成小苏打糊，用抹布沾小苏打糊来清除冰箱的里里外外；（3）然后再用干净的纸巾或抹布沾水将小苏打糊完全擦拭除掉；（4）尽快用干净的纸巾或抹布将冰箱彻底抹干；（5）将食物放回冰箱。

用小苏打粉来经常清洁冰箱，不但能去除污渍油渍，还能除掉冰箱异味。冰箱是用来存放食物的，所以尽量不要使用可能会身体有害的清洗剂和消毒剂，否则不单会在冰箱里面留下痕迹和味道，还可能会被食物所吸入。对于不易去除的污渍，再加添更多的小苏打粉，用稍微打湿的干净抹布做刮磨的动作，一般都可以去掉。冰箱背后及左右侧板上的尘埃也要经常除尘，以提高冰箱的散热效果。

有时即使没有油垢污渍，冰箱也会出现异味。一般可以用将小苏打粉放在一个广口的开口容器里，然后置放在冰箱的某个角落里，几天之后，一般就可以没有异味了。

8.7.5 与食物接触的设备用品的清洁

潮湿让滋生霉菌成为可能。因此，对于餐具的清洗，如果不用洗碗机，而采取手洗，在将碗盘彻底冲洗之后，最好是放置在可以沥水的支架上，让碗盘在空气中自然风干，一定要等彻底风干后，再收拾到柜橱抽屉里。

8.7 厨房卫生

切勿将潮湿的碗筷收拾在柜橱抽屉里，尤其不要将潮湿的碗盘叠放在一起，否则会滋生病菌病毒，对人体产生极坏的影响。平常使用的木筷竹筷尤其容易生长黑灰的霉菌，尤其不能在潮湿时就放在通风密闭的地方。

尽量不要用抹布或纸巾抹干餐具，因为即使用抹布或纸巾，也未必能将碗盘彻底地抹干，而且难以确保抹布和纸巾是否无菌。用餐时使用的碗盘筷子和刀叉勺子一定要确保是干净的之后才能使用。

为了避免污染食物，凡与食物接触的设备和器具用品，包括洗碗池、案台、案板、厨具、餐具、刀具等，应该在每次使用之后，都要要用清洗剂、干净的专备抹布和热水来清洗。案板的表面容易弄花，如果已经花到无法平整清洁时，就需要更换新的案板。

用作处理鲜生食物的设备和用具，每次清洗干净后，最好用沸水消毒，才可再次处理食物，以免交叉污染。有缺口或裂缝的用具会危害食物安全，因为缺口和裂缝可以藏污纳垢和让致病微生物滋生，又导致不易清洁，引致传染病传播。如果碎片掉进食物，就会直接污染到食物，而且用具露出的尖角也容易让使用者受伤。若用沸水来消毒这些设备和用具，消毒后要确保尽快风干。尤其是木制品，如果未风干就收藏起来，就特别容易发霉。对于烧焦的煎锅或汤锅，可以加白醋和水，煮沸后关火静置一夜，残留的焦垢一般用纸巾擦拭就可以除去。

案台就是厨房里面的工作台。准备食物的时候，人们就在案台上做切菜等工作。案台下面一般配有柜橱，作支撑作用和存放物品的功能。案台必须采用放水材料，例如石头、石英、人造石、不锈钢、混凝土等。洗碗槽跟案台配套一起，就构成一套组件。后挡板，就是墙壁上在案台上方和墙柜底部之间的区域。后挡板不像案台一样容易磨损，可以使用陶瓷或玻璃砖。不同的材质的案台、案板、后挡板需要采取不同的清洁方法。比如石质的案台就不能用白醋来清洁，因为酸会腐蚀石质品。小苏打粉一般可以用来清洁各种材质的案台和后挡板，关键是这些部分的清洁必须在污垢产生时同时进行，比如烧饭时溢出在后挡板上的汤汁，最好立刻用纸巾或抹布擦拭去除，等到干硬之后就需要使用更多气力和清洗剂。

8.7.6 洗碗池的清洁和维护

在厨房里使用最为频繁的，就是洗碗池。只要在厨房里开始工作，洗碗池就要开始工作，洗碗池难免会经常出现油渍污渍。在每次使用洗碗池后，都要及时清洗洗碗池，让洗碗池经常保持干净。为了确保洗碗池的清洁，碗盘切不可以在洗碗池里过夜，以免第二天早上整个房间里都充满臭味。

在清洁洗碗池时，最好使用抹布，而不是海绵。海绵因为有许多小孔，若有致病微生物藏匿其中，就不适于用来作为清洁的用品。用肮脏的用具来做清洁的工作只会带来更多的肮脏。

使用洗碗池时如果没有粉碎器，就应该使用过滤网。滤网可以先滤掉固体废物，以防止洗碗池堵塞。油脂不应该直接从洗碗池冲走，而应该待冷却凝结后密封在塑料袋内，然后丢到垃圾桶里。

在每次使用洗碗池之后，都要用热水和干净的抹布，以及温和的洗碗液，将水龙头、排水孔、洗碗池的里里外外清洗干净。在准备食物之前，如果洗碗池尚有污垢，就必须彻底清洗之后才能开始。

每天在临睡前，应该彻底清洗洗碗池，尤其是肮脏的碗碟不应该在洗碗池里过夜。洗碗池不是放置杂物的地方，每晚的洗碗池应该干净如新。彻底清洗洗碗池的具体步骤如下：（1）先清除洗碗池里所有的食物碎屑；（2）用热水和干净的抹布，以及温和的洗碗液，将水龙头、排水孔、洗碗池的里里外外清洗干净；（3）若是洗碗液和热水不足以清洗干净，将小苏打粉轻轻地散洒在洗碗池内壁，并使之停留一两分钟；再用些微沾湿的抹布进行擦拭，一般就能除掉污渍和油渍；（4）然后以大量的热水冲洗洗碗池，并确保用热水冲洗掉洗碗池内部的所有部分，一般就可以去掉异味；（5）水龙头也要进行清洁，水龙头附近的水渍可以用白醋浸泡几分钟后，用抹布擦干就可以去掉；（6）将抹布清洗干净并放置适当的位置晾干以备下次再用。

必要时，还要对洗碗池进行消毒。在处理过生肉生鱼之后，先用热水和洗碗液将洗碗池的里里外外清洗干净，然后用沸水杀菌消毒。

8.7 厨房卫生

避免经常使用漂白水。

切勿将油脂直接倒入排水孔。油脂最开始以液体形态，因为油脂的温度较高。当油脂到达排水管道，当温度减低时，油脂就会成为固体形态。这样，倒入排水孔的油脂就会导致堵塞排水管道，还可能造成排水管道的严重损害。若是洗碗池排水管道有下水缓慢现象，很有可能是因为有油脂堵塞。先尝试用 1/2 杯小苏打倒入排水孔，随后立即用 1/2 杯白醋倒入排水孔，再以热水冲掉。切勿将小苏打和白醋在倒入之前混合在一起。小苏打与白醋的化学反应最好发生在排水管道里。

在美国，许多厨房洗碗池都安装有厨余粉碎器（厨余绞碎器，又叫铁胃）。厨余粉碎器可以将厨余打碎成颗粒或粉末后直接通过排水管道排到污水下水道里。厨余粉碎器在欧洲也很少使用。台湾禁止安装使用。因为在美国污水下水道普及率高，污水处理厂能力强。但在使用化粪池的住家就不能使用厨房粉碎器。但在污水下水道普及率低，污水处理厂无法负荷额外的负担，还有公共污水下水道无法到达的城乡地区，厨房粉碎器排出的厨余将会直接污染住家附近的排水沟或雨水下水道。排水沟将会因此出现淤积、堵塞、发臭等问题，对环境卫生是大麻烦。厨房粉碎器有时会产生臭味。当食物碎屑未能全部冲入排水管道，而滞留在铁胃里面，就会产生臭味。所以要经常清洁厨房粉碎器，如果不能按时清洁厨房粉碎器，时间久了，难免需要出钱请求专业的管道工来协助处理。

日常清洁厨房粉碎器的步骤如下：（1）将水龙头打开，让水流进粉碎器，然后打开粉碎器开关，持续 30 秒。这样可以确保部分残留在粉碎器的食物碎屑被冲入排水管道；（2）关闭粉碎器开关；（3）将 1 茶匙小苏打倒入排水孔，然后让热水流入；（4）用橡胶塞堵住排水孔，在洗碗池注满热水；（5）移开橡胶塞，让洗碗池中刚注满的热水流入排水孔；（6）将橡胶塞清洗干净。

8.7.7 炉台炉具的清洁

如果每天都在家烧饭的话，每天都要使用炉台炉具，炉台炉具的清洁非常重要。因为不清洁的话，只要经一次使用之后就会充满污渍油渍。污渍油渍会带来苍蝇、蟑螂等病媒虫害，所以每次使用炉台炉具都要清洁干净。保持炉台炉具的洁净是确保厨房洁净和没有异味的最重要步骤。在烹煮时，只要有油渍、汤渍或食物碎屑落在炉台上，就要随时用纸巾或抹布清除掉。无论是用电还是用天然气的炉具，每次用过待放凉之后，都要用纸巾沾热水，和小苏打将炉台炉具的里里外外彻底擦拭，去除所有的污渍和油渍。如果每次都能清洁干净，就不会在日积月累的顽垢出现。炉具和炉台一般产生的都是油垢，所以可用小苏打。佩戴手套，在油垢处洒些小苏打，然后用打湿过的厨用纸巾在油垢处擦拭，一般就可以将油垢去除。

8.7.8 墙壁、天花板、地面、窗户、门的清洁

墙壁、地面、天花板、窗户、门都应该时刻保持清洁，没有食物残羹、垃圾、污垢、油脂、油渍、霉菌、蜘蛛网等。地面应该保持状况良好，没有裂缝或缺口。厨房的墙壁最好不要添加不必要的装饰。墙壁与墙壁连接处、墙壁与天花板连接处不应该有裂缝或缺口。地面最好每日用清洗剂和热水清洗一次，以便更好地清除油脂。墙壁应该经常清洁。天花板应该定期除去积聚的灰尘和微粒，以免掉进食物，造成污染。门板及把手是每天经常会触摸到的地方，应该经常清洁。厨房是用来存放和处理食物的地方，不小心总会有食物碎屑溢出或倾泻出来，厨房的任何表面，如果有食物残羹、污垢和油脂等聚集，就会成为虫鼠的食物来源，继而招致虫鼠。如果厨房的地面积聚液体，便给虫鼠提供了水源。墙壁、地面或天花板的裂缝或缺口，可能会成为虫鼠的藏身和繁殖之地。因此，为了避免食物受到污染而导致食物中毒，地面、墙壁、天花板和其他表面要定期清洁和维护，并经常保持干燥。

8.8 卫浴室卫生

8.8.1 卫浴室的卫生设计

卫浴室是用来洗漱、洗澡和如厕，所以卫浴室的设施一般都会包括盥洗台、浴缸（或沐浴隔间）、冲水马桶，一般都会配备冷热水系统。沐浴隔间一般都会配备地面上的排水孔（也叫地漏）。为了避免臭味回流，沐浴隔间的地漏也需要存水弯。存水弯在任何时候都应该保持一定量的水封。卫浴室与排水管道相连的排水孔都应设有存水弯，否则就难免有臭气从排水孔处四溢。卫浴室的所有卫生装置（包括冲水马桶、盥洗台、浴缸、沐浴隔间）都需要存水弯。这些卫生装置若是长期不用，就会导致存水弯的水封丧失，继而导致臭味难除。

卫浴室最好配备对外窗和排气扇，以利于在洗浴时可以开启窗户和排气扇来进行通风换气，以解决卫浴室的潮湿问题。卫浴室若是长期处于潮湿、阴暗、不通风的状况，就会成为霉菌和病菌病毒的滋生源。

卫浴室的湿度控制非常重要。卫浴室的地面材料应选用防滑、没有裂缝、不会渗水的平滑地砖，或者铺设防滑垫，以增加走路时的安全。保持卫浴室各处（包括地面）的防潮干燥是卫浴室卫生的首要原则。地面潮湿就容易导致跌倒。卫浴室的天花板还应采用耐水和防潮的建材。卫浴室的天花板上一般都要安装排气扇，排气扇可以排出卫浴室里的臭气和潮湿，让卫浴室经常保持干燥，所以必不可少。

冲水马桶、盥洗台、浴缸、沐浴隔间都应配备足够的冷暖水供应。冲水马桶应使用光滑和易清洗的材料，并配备卫生纸。盥洗台需有充足的安全的水、足够的肥皂（或洗手液）供应，以及干净柔软的毛巾。毛巾应经常更换，每次使用的毛巾都应该是已经经过热水清洗和用烘干机消毒过（或者用沸水洗过并晾干过的柔软的毛巾）。

卫浴室的洗浴设施，有浴缸和沐浴隔间两种。浴缸应选用耐用、耐磨损、耐水、易清洗的材料。浴缸与地面、墙壁应确保完全密合，否则容易漏水，并应做好防水措施。如果使用沐浴隔间，要确保排水良好、不会积水。沐浴隔间积水是导致霉菌等病原体大量繁殖的重大因素。

卫浴室需要经常保持空气流通。排气扇等通风设施需要保持清洁和运作良好。霉菌最容易生长在潮湿的环境里。过多霉菌若被吸入肺部，还会造成过敏性肺炎。过于潮湿的环境还会诱发更多的皮肤癣病。

完善的照明系统在卫浴室非常重要，最好是使用感应式照明，尤其适合夜间如厕。切勿将药品存放在卫浴室的柜橱里，如果马桶没有单独的置放空间，最好不要将护齿用品放在盥洗台附近。盥洗台附近的柜橱一般用来放置梳子和无菌棉棒等用品。洗衣机不应放置在卫浴室里。

8.8.2　卫浴室的清洁目标、清洁计划和清洁用品

卫浴室的所有设备（包括冲水马桶、盥洗台、浴缸、沐浴隔间）没有杂物堆积、没有污垢、没有臭味。天花板、墙壁和地面保持干燥、所有卫生设备（包括冲水马桶、盥洗台、浴缸、沐浴隔间）没有堵塞或倒流现象、没有任何虫鼠出没的迹象。

卫浴室各部分可分为使用每次后、每天、每星期或每个月进行清洁。具体清洁频率取决于以下几个条件：使用卫生间的人数、使用者的卫生习惯、家里是否有人生病（尤其传染性疾病）或所在地方是否有流行病发生、各设备是否运作良好、气候或地理因素。

盥洗台应该每天清洗一次，每周应至少清洗冲水马桶、浴缸、盥洗台、卫浴镜、柜橱、墙壁和地面，每个月都应该采取措施来防范马桶、浴缸、盥洗台的堵塞。

常用的卫浴室清洁用品一般包括卫浴室专备拖把、卫浴室专备抹布、可弃式纸巾、小苏打粉、白醋、卫浴室专备牙刷、洗发液。

用旧用破的T恤衫或棉质袜子，经洗涤干净后可以用作可弃式抹布。卫浴室因为作如厕用，所以经常可能会含有致病原，所以卫浴室用抹布用过一次之后最好就丢弃在垃圾筒里，而不再使用。

8.8.3　卫浴室的清洁和消毒的一般步骤

在对卫浴室进行清洁和消毒时的一般步骤如下：（1）在进行卫浴

室的清洁工作之前,要先换上易于活动且易于清洗的衣服或围裙。衣服或围裙最好是浅色的,以便若有污渍易于被认出,继而好及时清洗。如使用漂白水,还要穿着长袖衣和长裤,穿戴靴子、佩戴口罩、护目镜、手套;(2)在清洁时,清洁的顺序应该由上而下:先清洁上面,再清洁下面。先除后擦:先除去可见污垢,再擦洗。特别是清除天花板的灰尘、霉菌,或蜘蛛网的时候,可以先把容易受污染的物品,覆盖起来;(3)此外,进行清洁工作时要保持正确的姿势,以避免受到伤害和减少工作疲劳;(4)在清洁结束后,清洁工具也要清理干净,然后放归原处。例如抹布一定要洗干净,经晾干之后,再收藏;(5)在有家人罹患疾病或传染病流行期间,还要对卫浴室用稀释过的漂白水进行消毒。

8.8.4 盥洗台的清洁、维护和消毒

盥洗台用来洗手、洗脸、刷牙等。盥洗台在每次用过之后,都应该用纸巾将盥洗台随时抹干,以清掉残留的水分,否则就会在内壁形成皂垢。对于已经形成的皂垢,可以先将白醋将皂垢处浸泡10分钟,待白醋分解皂垢之后,用干净抹布擦拭就可以除掉污垢。若有顽垢,可以在皂垢处洒些小苏打粉,并用稍微打湿过的抹布或纸巾通过小苏打粉的磨蚀作用,就可以轻易地将皂垢清掉。最后擦去水痕,以维持盥洗台的晶亮。若是能用煮沸的水烫过,就可以起到杀菌消毒的目的。盥洗台水龙头也可以通过类似的方法用白醋清洗,水龙头背后的缝隙和触手难及处的水垢有可以用白醋来浸泡,然后用干净的专备牙刷来刷掉污垢。水龙头要随时保持干燥。

若是在他人家里做客时,用过盥洗台之后,应该用纸巾将水渍擦拭干净,这是基本的礼仪。

8.8.5 冲水马桶的清洁、维护和消毒

家里的冲水马桶应该每天都清洁干净,尤其是马桶圈、马桶周围的地面和墙壁等部分。马桶若是经久不洗,就会肮脏恶臭,不但令人厌恶,还是肠胃道传染病的极大隐患。在家里有小孩、孕妇、慢性病

人时，就更要注重马桶的清洁。

冲水马桶内壁的污垢一般是尿垢和水垢。尿液残留会因水分蒸发而残留在马桶内壁，继而成为尿垢，马桶内壁的污垢大多是碳酸盐类（如碳酸钙、碳酸镁等的沉淀物）跟尿素和蛋白质的混合沉淀物附着在内壁上。如果平常经常清洗就可以让尿液不至于累积过多而残留在马桶内壁，所以每次清洗时只需要使用白醋就可以达到清洁的效果；如果经久不洗，尿垢过度残留就会沉淀为碱性，那就需要必须使用强效的酸性清洗剂才能彻底清洗干净。

市面上的马桶清洗剂大多含有盐酸。盐酸是一种强酸，具有很强的腐蚀性。强效马桶清洗剂虽然可以保持马桶暂时的干净，但从长期来看却会导致损害马桶内壁表面，继而造成以后更难清洗。强酸对眼睛、皮肤和呼吸道都有不良影响，若有碎粒飞溅到眼睛或皮肤，还会对人体造成直接的伤害。在使用马桶清洗剂时，要注重采取个人防护措施，特别要注意绝不可以让强酸跟皮肤直接接触，所产生气体也要尽可能避免吸入。最好是打开门窗和排气扇（以确保足量通风换气），更要避免强酸跟眼睛和皮肤接触，还要佩戴手套、护目镜、口罩，穿着长靴长袜、长袖衣和长裤，或者佩戴围裙。

冲水马桶的清洗次数要根据使用频繁程度以及马桶的肮脏程度而定，但一般来讲，冲水马桶应该每星期至少清洗一次。即使很少使用，也要经常每周清洗一次。清洗马桶所需用品包括即弃式手套、长袖衣、长裤长袜、围裙、牙刷、白醋、洗发液、纸巾、垃圾桶。

清洁马桶的一般步骤如下：（1）开启门窗和排气扇让空气流通，并佩戴个人防护用品。（2）移走杂物：先移走马桶周围附近所有杂物（平常马桶附近也不该放置任何杂物，尤其马桶水箱上面，以防有东西丢落马桶里面）移走杂物的目的是防止清洗时喷溅起的水落在杂物上面。（3）冲水：将马桶盖放下，然后冲水。将马桶盖放下的目的是为了防止水花喷溅。（4）加白醋：将白醋倾倒在马桶的内壁污垢处，倾倒时尽可能紧贴着马桶内壁，以免白醋被马桶内部的水所稀释，让白醋尽可能停留在污垢处以产生作用。（5）清洗马桶外壁：加白醋之后，让白醋与马桶内壁的污

8.8 卫浴室卫生

垢有一段时间产生反应，并利用这段时间使用洗发液和纸巾来清洗马桶外壁。清洗时要从最上面开始，自上而下。先清洗水箱和把手，然后清洗马桶盖外侧。最后清洗马桶底座。清洗底座时先清洗两边，最后再清洗马桶底座的最前方，直到接近地面的地方。清洗干净后，用纸巾抹干外壁所有部分。用过的纸巾不要丢到马桶里，而应该丢入垃圾桶。(6) 清洗马桶圈：马桶圈是与人体相接触的部分，所以更需要彻底的清洗。切勿疏忽马桶圈与马桶盖相连接的部分。清洗干净后，用纸巾抹干所有马桶圈部分。(7) 清洗马桶内壁：采取以从上到下的顺序，先用牙刷擦洗马桶内壁凹进处，将凹进处的所有污垢清除掉，再擦洗马桶内壁，最后清洗排水孔的邻近部分，并将所有纸巾丢弃在有盖的垃圾桶里。(8) 将马桶附近所有被滴落或喷溅部分彻底擦洗并抹干。(9) 将所用过的纸巾、牙刷、即弃式手套全都丢弃在垃圾桶里。(10) 摘掉护目镜，并清洁护目镜。(11) 脱掉所有在清洗时用过的围裙衣物等，及时清洗或存放在妥当之处。(12) 用流动的安全的水和肥皂彻底将手洗干净。

8.8.6 浴缸和沐浴隔间的清洁、维护和消毒

市面上销售的浴缸清洗剂大多含有氨、漂白水或盐酸。这些强效清洗剂虽然可以很轻易地将浴缸清洗干净，但却会严重腐蚀浴缸的表层，继而导致浴缸更加容易肮脏和更加难以清洁。若是使用不善，强效清洗剂还对人体有不良影响。所以，最好经常定期地用白醋和小苏打粉进行清洗，以免经久之后而不得不使用强效清洗剂。

浴缸（尤其是浴缸内壁）的污垢绝大部分是弱碱性的水垢和皂垢，因此适宜用白醋来清洁，当然也可以利用小苏打粉的磨蚀功能去污和除味。洗澡时不慎飞溅在浴缸内壁的泡沫，若是未能被及时抹干抹净，这些泡沫就滞留在浴缸内壁，时间久了就慢慢形成皂垢。皂垢并非仅仅是肥皂、洗发剂或沐浴液所残留下来形成的脏污，通常皂垢里同时含有水垢、人身上的污垢和油脂等。清洁浴缸的具体步骤如下：(1) 清洁前开启窗门和排气扇，让空气流通；(2) 先除去浴缸内

排水孔处的头发等污物；（3）将白醋喷洒在浴缸内侧所有部位，尤其是有污垢的位置，再用吸水性较强的纸巾覆盖在污垢的位置，以确保白醋停留在污垢之上；（4）等白醋在浴缸污垢处停留10分钟后，一般就应该可以看到污垢溶解和脱落，用以热水沾湿的抹布将所有的污垢擦拭掉；（5）若是有顽垢不掉，就将小苏打粉洒在顽垢上面，再用抹布通过小苏打的磨蚀功能将污垢除去；（6）等污垢全部清除掉后，最后再用热水彻底冲洗干净。

在清洁浴缸时若有白醋味道遗留，也不要紧，因为白醋会自己蒸发掉，味道也就逐渐散去。清洗沐浴隔间也可以使用白醋和小苏打粉除去污垢。沐浴隔间的最大问题是要确保地面经常保持干燥，否则地面的排水孔处就会发臭发霉。卫浴室所有清洁工作中最重要的就是力求所有设备和地面尽快保持干燥。

如果采用浴缸和淋浴组件设备，可以悬挂浴帘来减少洗浴时的水花喷溅在墙壁和地面。浴帘的材质可以是塑料、棉布或尼龙品等，无论是何种质地，都需要经常定期的清洗，才能保持干净。浴帘一般可以放在洗衣机里进行清洗，也可以用洗发液、白醋和热水清洗。清洗干净后再重新挂起即可。

防范浴缸堵塞至关重要。市面上销售的疏通剂大多含有盐酸，具有较强的腐蚀作用。如果平时的防范措施可以避免浴缸产生堵塞，那就可以避免使用疏通剂了。每个月都要采取措施来清除油脂和头发污物，以防范堵塞。具体步骤如下：（1）将半杯小苏打粉倒入浴缸排水孔；（2）然后将半杯白醋倒入浴缸排水孔；（3）静等10分钟，小苏打粉和白醋发生反应，产生许多泡沫，以分散污物；（4）将热水倒入浴缸排水孔。

淋浴喷头上的污垢通常是无机盐类的沉淀。清洗时，可以将白醋倒入一塑料袋中，然后将塑料袋绑在淋雨喷头上，确保淋雨喷头完全浸没在白醋里。让白醋在淋雨喷头停留一整夜。等到早上时，用干净的牙刷和清新的抹布将淋浴喷头彻底擦拭干净。若是仍然有顽垢除去不掉，就需要更换崭新喷头了。

8.8.7 卫浴镜的清洁、维护和消毒

卫浴镜可以用不掉棉絮的抹布和白醋来清洁。在清洁卫浴镜时，注意不要让白醋接触到镜框，以免造成镜框的损坏。一旦镜框受损，湿气就容易渗到镜子背后，继而造成霉菌滋生。

8.8.8 卫浴室地面的清洁和维护

卫浴室的地面可以用洗发液和小苏打粉来清洁。废旧的棉质袜子和衬衫可以用作卫浴室可弃式抹布，或者夹在拖把上来除尘和拖地，用过之后就可以丢弃了。瓷砖嵌缝中的污垢，可以用小苏打粉的磨蚀作用去除。每次使用盥洗台和浴缸时都难免会将水花飞溅在地面上，这时最好能及时将地面的水分用纸巾擦干。经常能保持卫浴室的干燥是卫浴室卫生的重要内容，不仅可以防范霉菌，还可以减少污垢的形成。

参考资料：

- Brown N J. Health hazards manual for custodians, janitors and housekeepers [M/OL]. Ithaca, NY: Cornell University,1990. http://digitalcommons.ilr.cornell.edu/manuals/3

- CDC. Healthy Housing Reference Manual[M/OL]. Atlanta: centers for Drsease Controland Prevention,2006. http://www.cdc.gov/nceh/publications/books/housing/housing.htm

- 美国许多州都有公共健康网站，专门提供专家学者关于室内污染物和控制室内污染物的方法和建议，还有一些如美国肺部研究协会等的专门机构，也会提供一些最新的被普遍认为是当前最权威的研究和建议。以下是这些专门机构：American Lung Association, National Institute for Occupational Safety and Health (NIOSH), Clearinghouse for Occupational Safety and Health Information, Occupational Safety and Health Administration (OSHA)。